足の専門医が教える

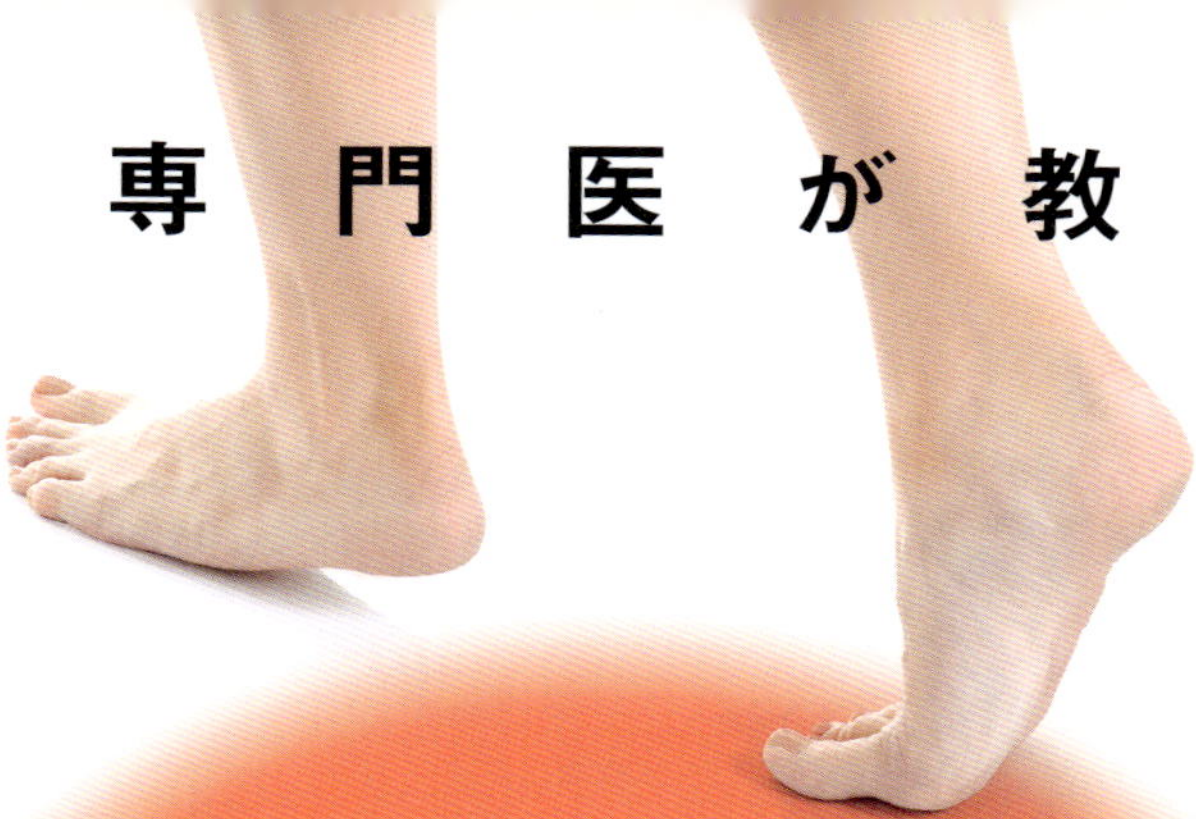

菊池守
日本初の足の総合病院　下北沢病院　院長

100歳まで スタスタ 歩ける 足のつくり方

アスコム

階段の上り下りで足やヒザが痛い。
少し歩いただけで疲れる。
巻き爪やタコが痛む。
冷え、むくみに悩んでいる……。

その症状、歳のせいだからと、
あきらめていませんか？

安心してください。
足は「若返らせる」ことができます。
私は過去、アメリカで
本場の「足病学《あしびょうがく》」を学び、帰国後、
3万足の足を診察してきた経験から、
足の若返りメソッドを
開発しました。

足が若返るためには、

●足首のやわらかさ
●土ふまずのかたち
●足裏の筋力

この3つをそろって改善させることが大事。
一度に3つも治すなんて大変そう、
そう思われるかもしれません。
でも実は簡単なんです。
たった5分の体操で足は若返ります。

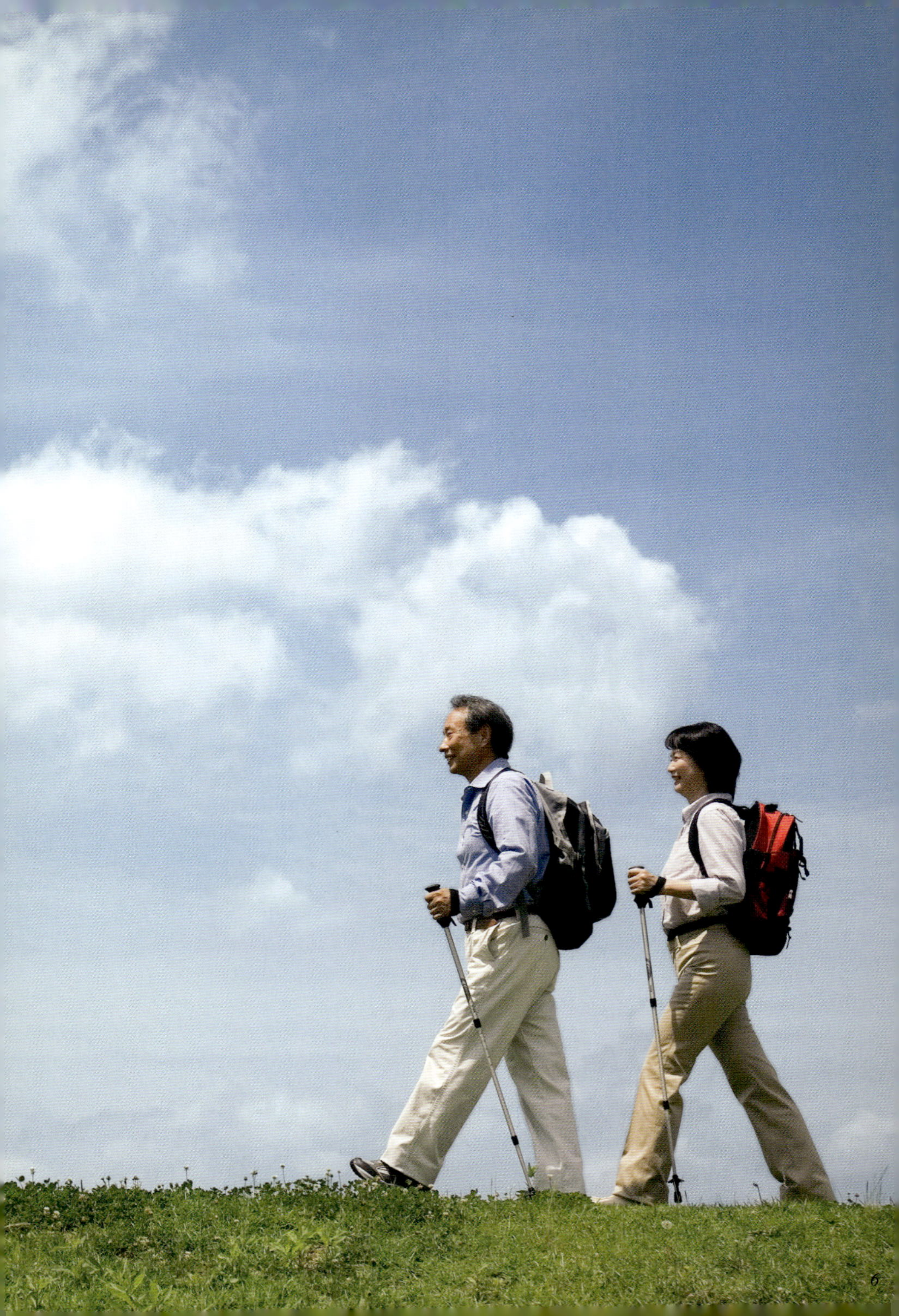

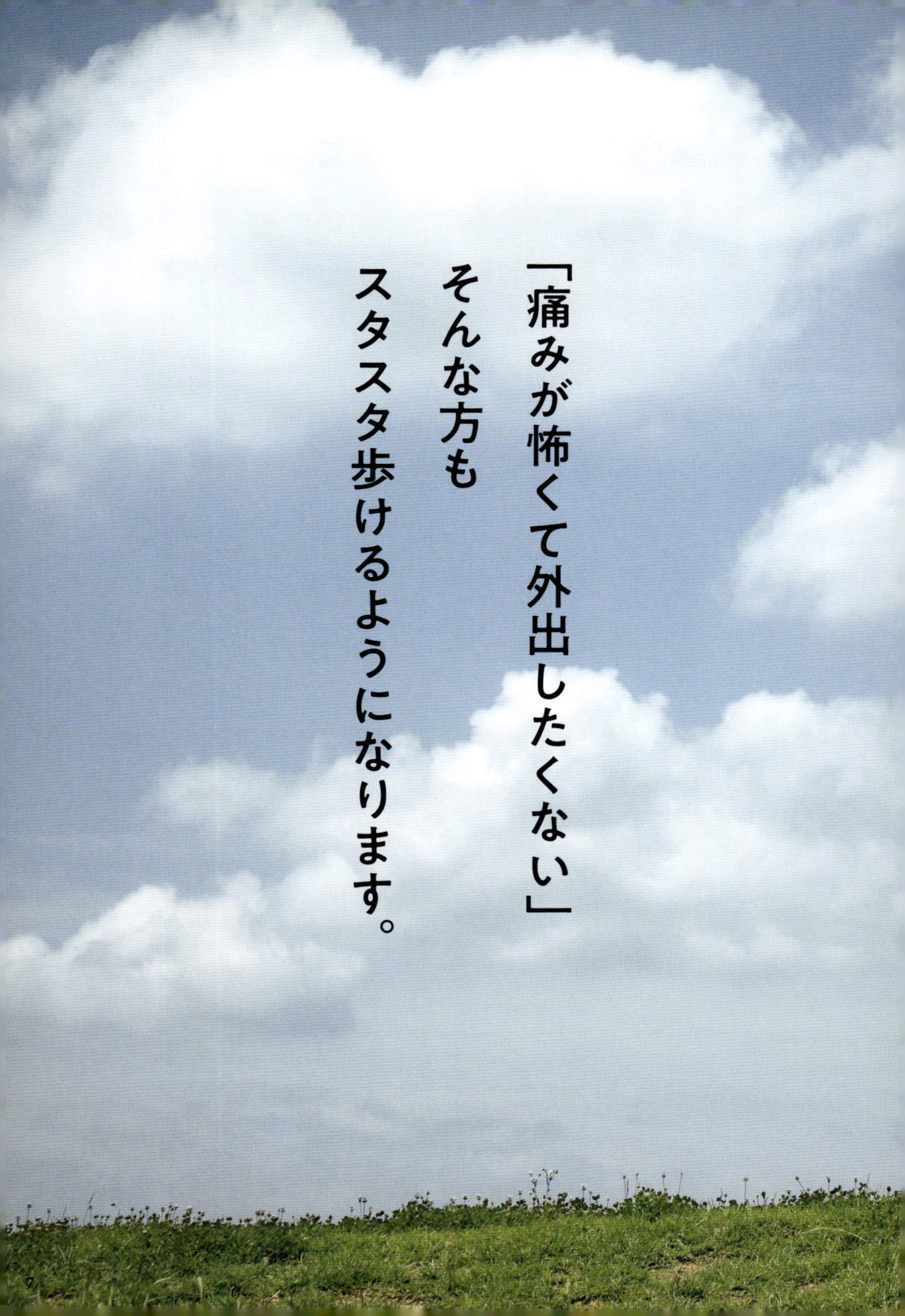

「痛みが怖くて外出したくない」
そんな方も
スタスタ歩けるようになります。

お子さんやお孫さんと一緒のお出かけも、
歩き疲れる心配なく、
楽しむことができます。

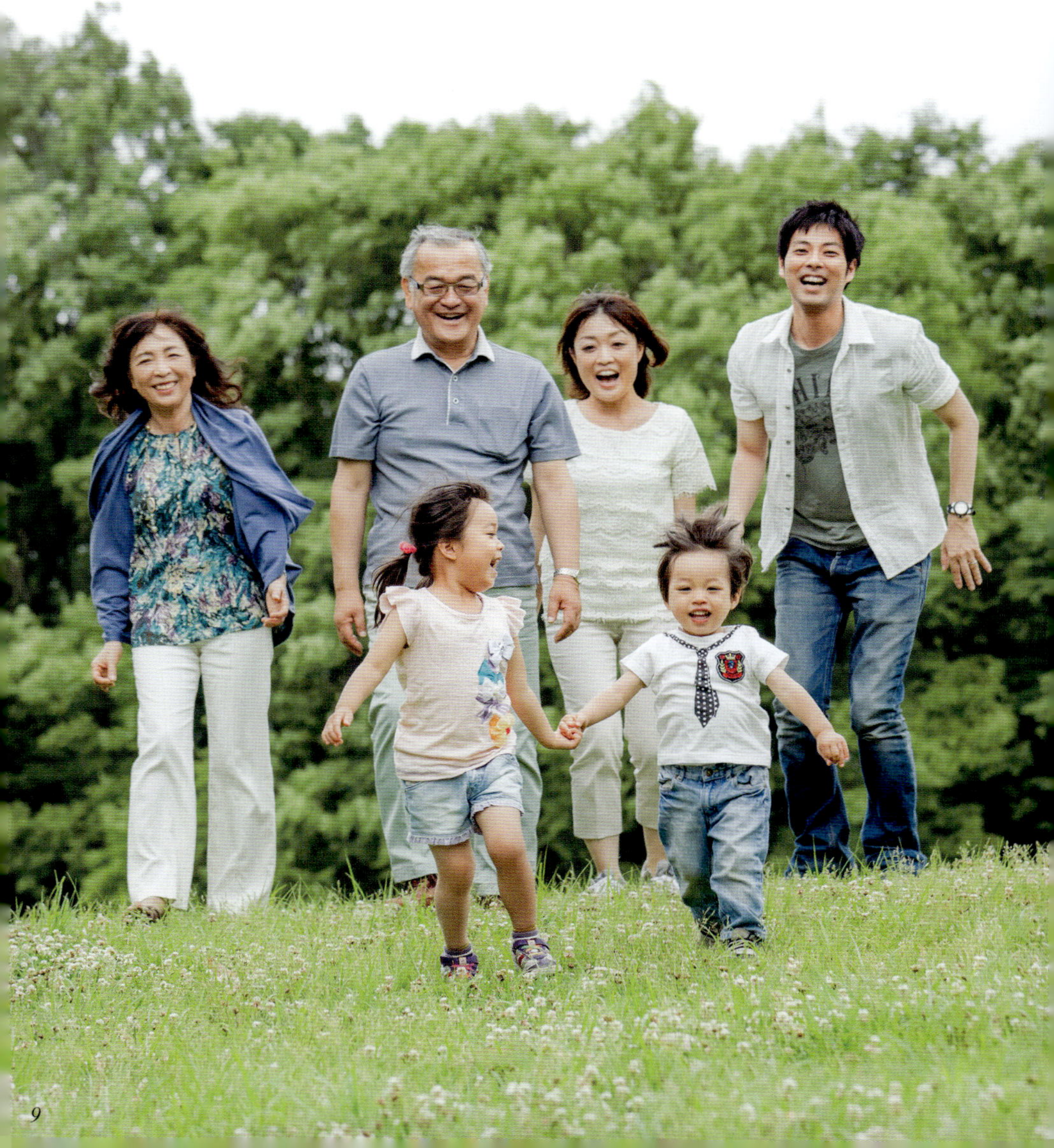

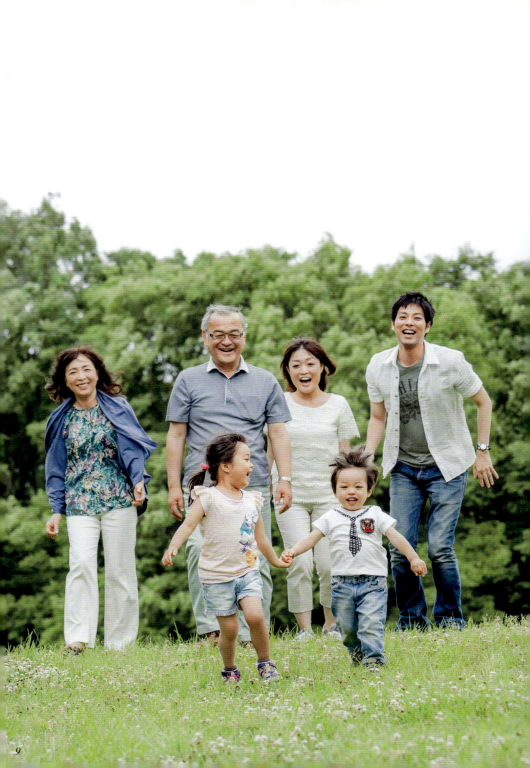

スタスタ歩けると、健康長寿にもいい影響があります。
群馬県の中之条《なかのじょう》町というところで、
15年にわたって「歩くことと病気の関係」を
調査した結果が世に衝撃を与えました。

**なんと歩くだけで、さまざまな病気や症状の
予防になることがわかったのです！**

寝たきり
うつ病
認知症
心疾患
脳卒中

ガン
動脈硬化
骨粗《こつそ》しょう症
骨折
筋減少症
体力の低下
高血圧
糖尿病
脂質異常症
高血糖
メタボリックシンドローム
肥満

【中之条研究】
について
詳しくはP84～

「でも、スタスタ歩きたくても、歩くのがつらい」

そんな悩みをお持ちの方も多いでしょう。

あなたも心当たりの症状はありませんか？

足がだるい

足に力が入らない

足が疲れやすい

冷え・むくみ

タコ・ウオノメ

巻き爪

爪が厚くなる

外反母趾《がいはんぼし》

足の関節痛

足裏のしびれ

足裏の痛み

ヒザの痛み

ひとつでも足に悩みがあると、
歩くのがおっくうになり、ますます足を大切にしなくなるものです。
しかし、症状を放置すると、もっと怖いことが待っています。

それは「足寿命」が尽きることです。

「足にも寿命がある？」

初めて聞いた方もいるかもしれません。

実は体のなかで、足はもっとも酷使されている部位なのです。

歩くときは体重の2~3倍、走るときは約5倍の負担が、足にかかるといわれています。

さらに歩くたびに、足は容赦なく地面に叩きつけられます。

足は体のなかでも、もっとも壊れやすい箇所のひとつなのです。

そして加齢とともに、足の疾患が重なってくると、
やがて**「歩けなくなる」=「足寿命が尽きる」**ことになるのです。

次のページに、足寿命のチェックリストを用意しました。

あなたの足寿命は大丈夫なのか？　さっそくチェックしてみましょう！

足寿命チェックリスト

- 歩くとすぐに足がだるくなる。
- 足に冷えがある。
- ひざに痛みがある。
- 靴のかかとの内側がすり減っている。
- 巻き爪になっている。爪が変形している。
- 足にむくみがある。
- 外反母趾がある。
- 長く歩くと指の関節がこすれて痛い。
- 足の指にしびれがある。
- よく転ぶ、つまずく。
- 足指でグー、パーができない。
- 足を揃えてしゃがむと、かかとが浮いたり、後ろに転んでしまう。
- 土ふまずがなく、足裏全体がべたっと地面についてしまう。
- 第2指（親指のとなり）の付け根や親指の裏にタコがある。
- 床やフローリングを裸足で歩くと痛い。
- 足がよくつる。

チェックの数が0～3個の人

0個の人は問題はありませんが、当てはまる症状が1～3個の人は、すでに自覚症状が序々に出始めているので、油断は禁物。このまま足寿命を末永く維持できるよう、本書で紹介する体操でケアに努めましょう。

チェックの数が4～6個の人

4～6個の症状が当てはまる人は黄信号。足は少しずつ弱ってきています。自分の足としっかり向き合い、足寿命を維持するためにも、ぜひ本書で紹介する体操にトライしてみてください。

チェックの数が7～9個の人

半数近い症状に心当たりがある人は、100歳までスタスタ歩ける足をつくるために、すぐに足のケアに取り組む必要があります。さっそく今日から本書で紹介する体操を実践してみましょう。

✔チェックの数が10個以上の人

足のトラブルが多い人は、近い将来、足寿命が尽きて、歩けなくなるおそれがあるかもしれません。でも、足はいくつになっても若返らせることが可能です。まずは本書で紹介する体操を行い、あわせて足に精通した医師の診断を仰ぎながら一歩ずつ改善していきましょう。

「足寿命チェックリスト」の結果はいかがでしたか？
結果が悪かった人も心配しないでください。
次ページの「スタスタ体操」で、足は若返ります！

足を若返らせる3つのスタスタ体操！

足が若返るには「足首のやわらかさ」「土ふまずのかたち（アーチ）」「足裏の筋力」の3つが重要。ここでは、その3つを回復させる簡単な体操を紹介。普段、あまり運動をしない人でも、体が硬くて悩んでいる人でも、無理なくこなせます。

スタスタ体操 1 壁ドン ふくらはぎのばし

ふくらはぎと足首のやわらかさを取り戻す！

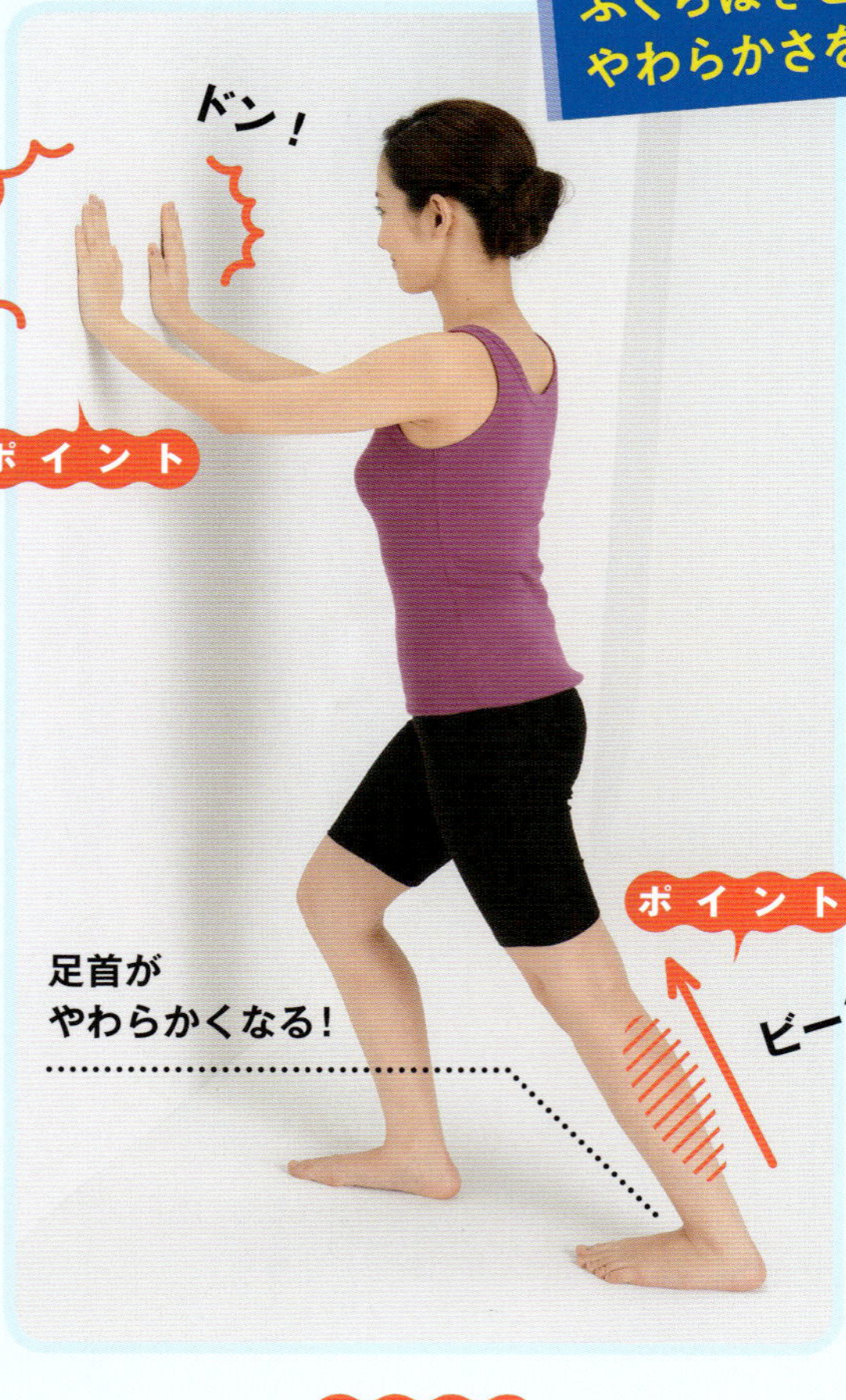

ドン！
ポイント
ポイント
ビーン
足首がやわらかくなる！

ポイント

ヒザを曲げずにふくらはぎをぎゅーっとのばす！

▲P68～で詳しく解説！

スタスタ体操
2 足首サッサ

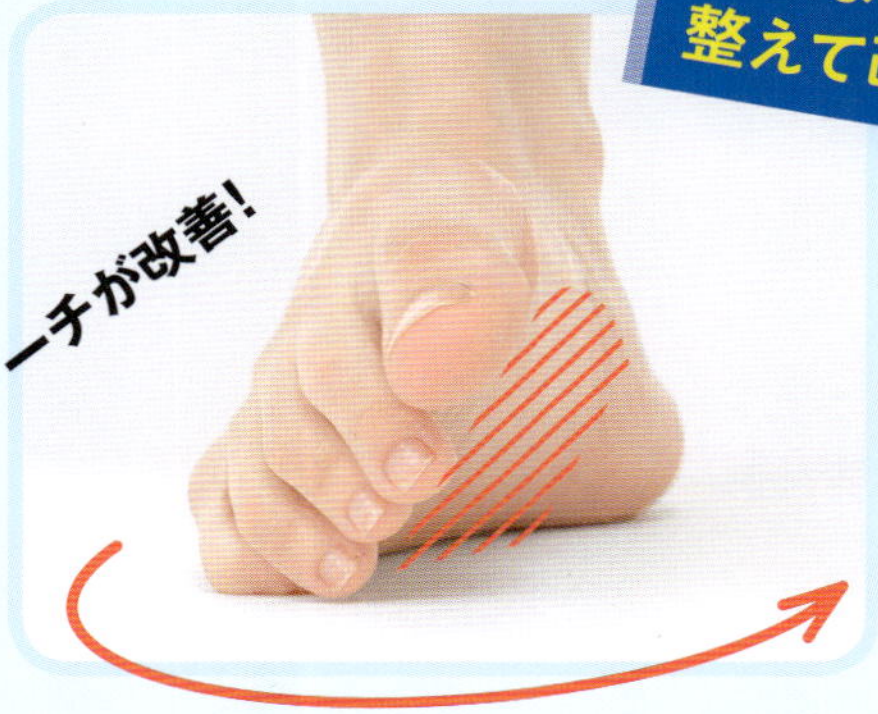

土ふまずのかたち(アーチ)を整えて改善する!

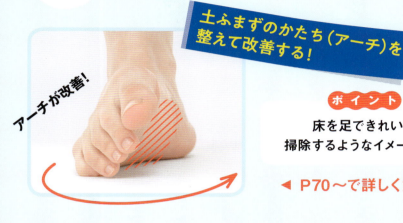

ポイント

床を足できれいに
掃除するようなイメージで!

◀ P70〜で詳しく解説!

スタスタ体操
3 足裏そらし

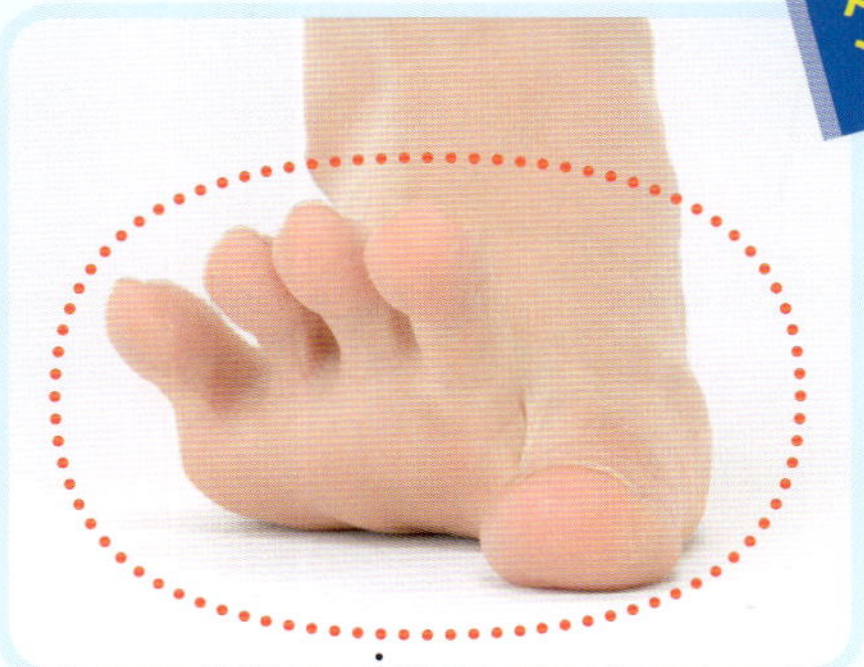

足裏の筋力アップ!
冷え、むくみ解消!

ポイント

土ふまずに力をこめたまま
足指をゆっくりおろす!

◀ P72〜で詳しく解説!

地面をしっかり踏みしめられる

スタスタ体操　1ヵ月モニター体験

歳とともに つまずきやすくなり、 足もむくんできました

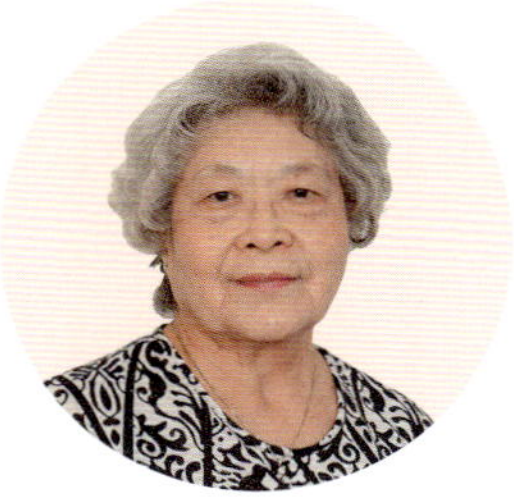

体験者・01
西山加奈子さん　77歳

歳とともに足のおとろえを感じ、つまずきやすくなっていました。また、かれこれ１年以上も足のむくみに悩まされ、**マッサージなどさまざまな治療を試してみたのですが、ほとんど効果が出ず。**最近は糖尿病の治療も受けていましたが、やはりむくみは改善されませんでした。

そんなときにスタスタ体操の話を聞いて、ぜひやってみたいと思ったものの、あちこちの関節が硬くなってしまっていることに愕然《がくぜん》としたんです。それでも、できる範囲で続けているうちに、少しずつ関節がやわらかくなってきました。

スタスタ体操を１か月続けてみたところ、**歩いているときに以前ほどつまずかなくなり、足のむくみも取れました。外出するのが楽しくなりました。**

体験者・01

土ふまずが鍛えられ、歩いてもつまずかなくなった！

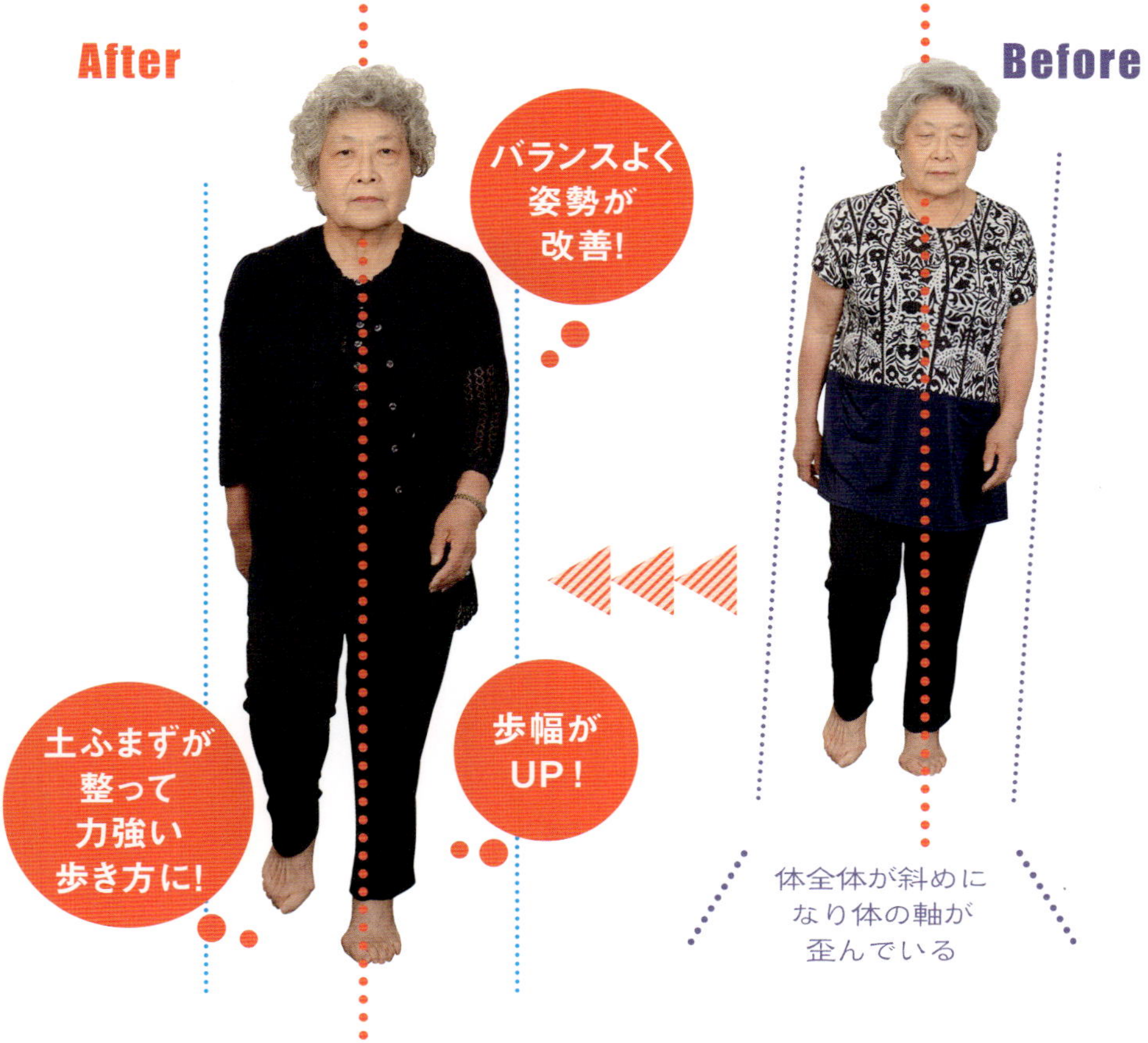

以前の西山さんは歩いているときに重心が崩れ、体が大きく傾いていました。これではつまずきやすいのも当然のこと。しかし、スタスタ体操で足が若返ったことから、土ふまずをしっかり使って歩けるようになり、バランスが修正されました。その結果、歩くときの安定感が増しただけでなく、地面を蹴る力が強くなったことで、歩幅や歩くスピードが大きく改善されました。

スタスタ体操1ヵ月トライ！

足の数値の変化

●足指の力の変化（kgf）

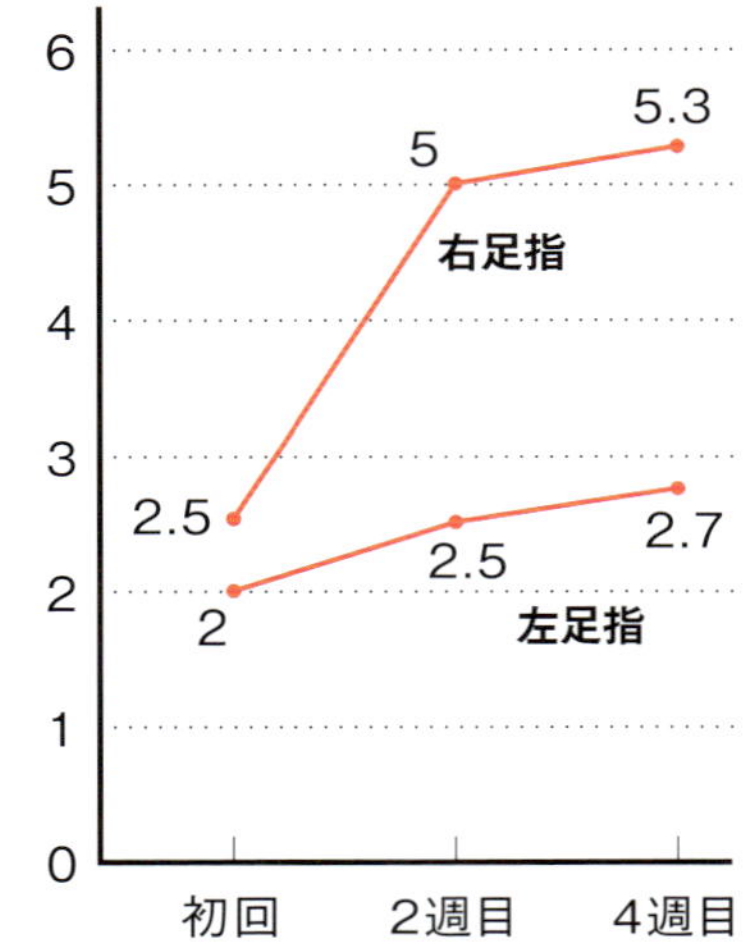

歩くスピードと力強さがみるみるUP！

西山加奈子さん　77歳

●歩幅の変化（cm）

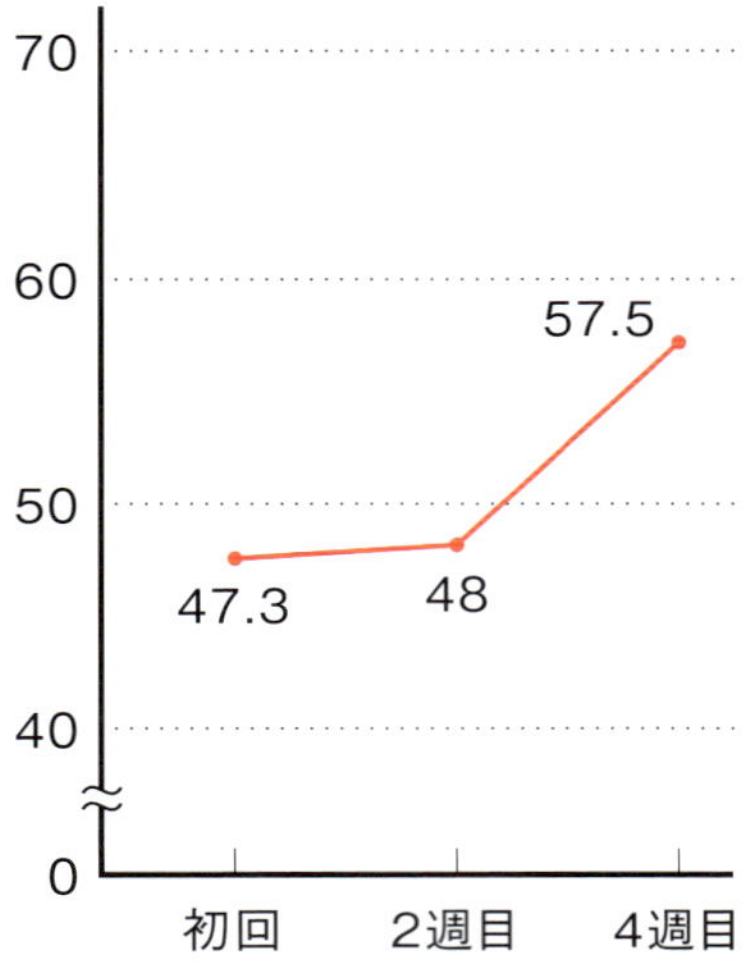

●歩くスピードの変化（cm/s）

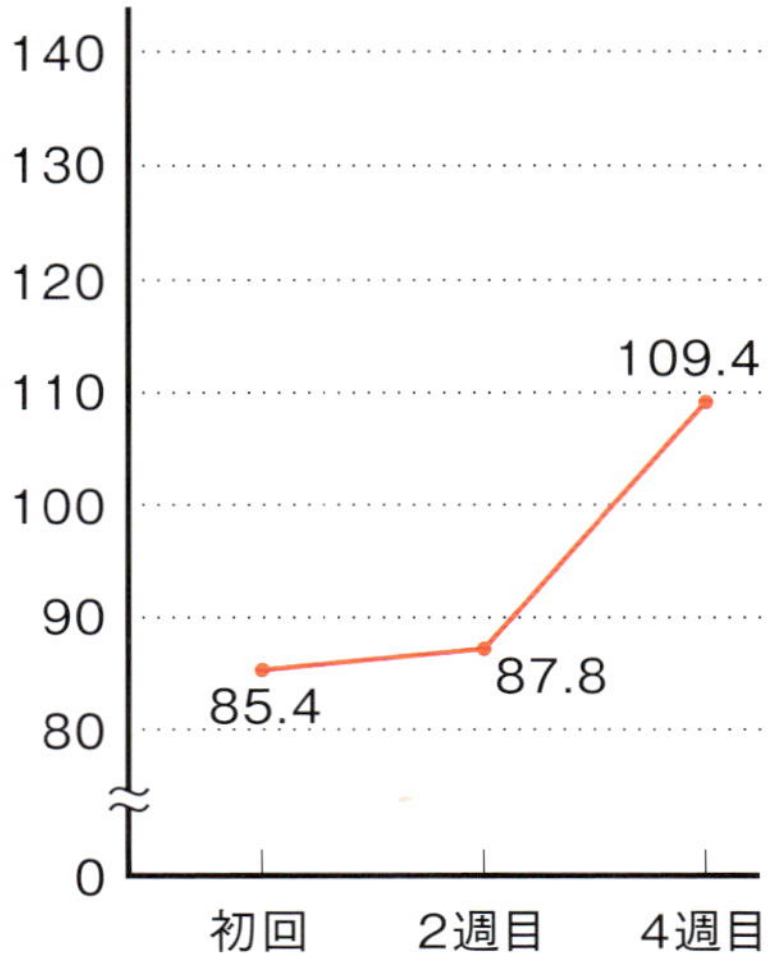

体験者・02

スタスタ体操　1ヵ月モニター体験

転んでヒザを強打し歩行困難に。車椅子に頼る日々でした

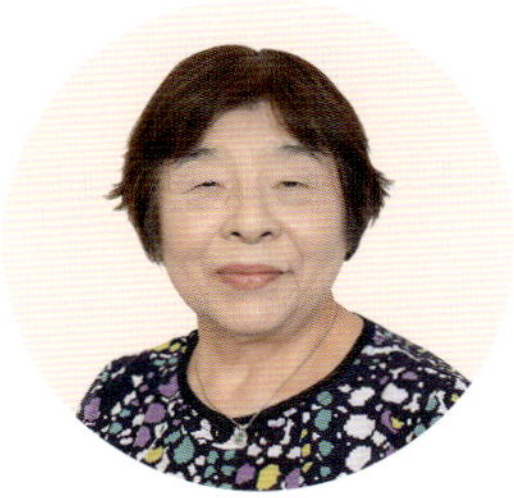

体験者・02
波多野京子さん　80歳

スタスタ体操を始める2か月くらい前に、うっかり転んでヒザを打ってけがをして以来、**歩くのも一苦労な状態が**続きました。それでも家事をこなすため、**自宅の中では車椅子を利用していた**ところ、みるみる足がおとろえてしまって……。

そこでリハビリのつもりでスタスタ体操に取り組んだのですが、最初はぐるぐる回すことすらできないくらい足首が硬くなっていました。それでも、体操を始めて2週目あたりから少しずつ足首がやわらかくなっていくのを実感しました。正直、こんなに早く効果が現れるとは思わず、驚いています。今ではふくらはぎものびやすくなり、明らかに以前よりも歩きやすくなっています。

車椅子に頼る必要もなくなり、自分の足で自由に歩けるようになったことがうれしくて仕方がありません。今後も続けます!

体験者・02

ふくらはぎがのび、足首がやわらかくなった!

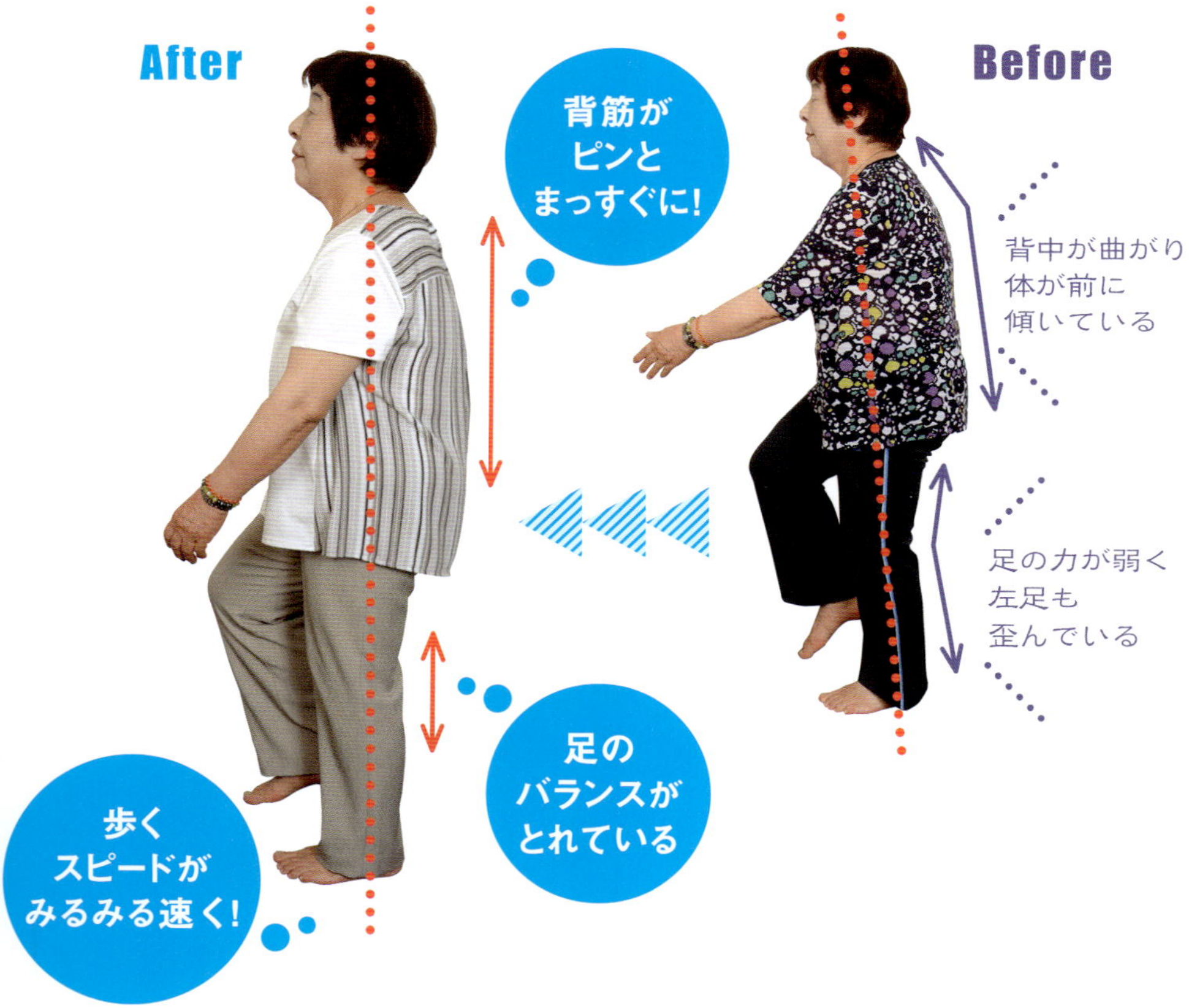

ヒザのケガで歩けなくなったことで、急速に足の筋肉がおとろえた波多野さん。下半身の力が弱まると、歩く際にどうしても背中が曲がるなど歩行に支障をきたしますが、スタスタ体操の実践後は、見違えるように背筋がピンとのびているのがわかります。

足指の力もぐんとアップしたことで重心が安定し、蹴り足の力がしっかりと体全体に伝わり、歩くスピードも速くなりました。

スタスタ体操1ヵ月トライ!
足の数値の変化

●足指の力の変化（kgf）

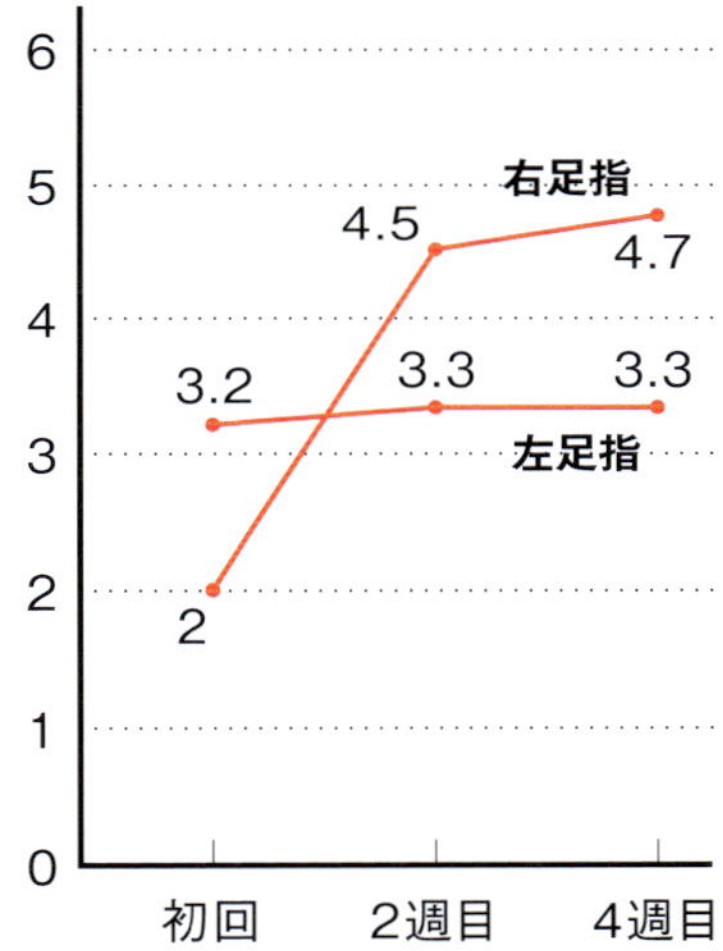

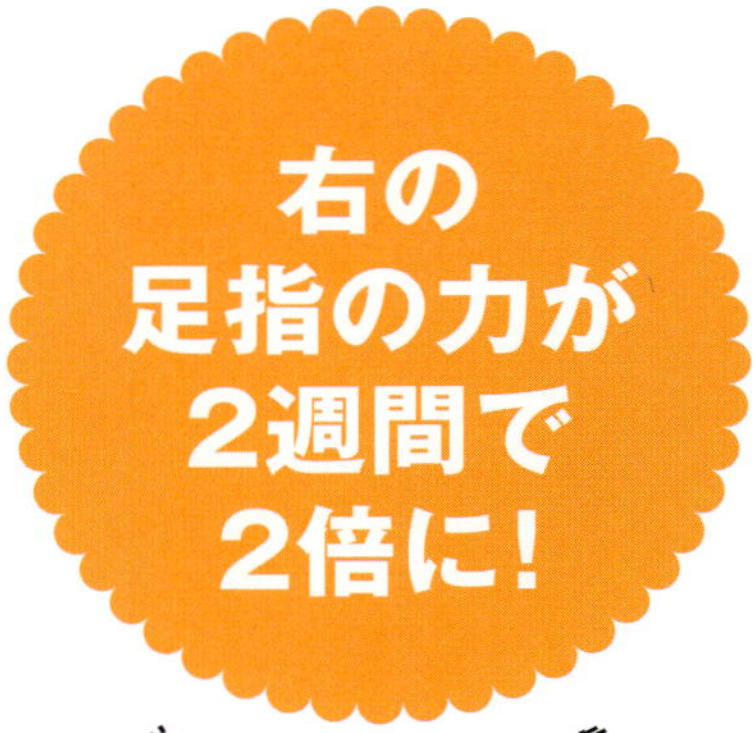

波多野京子さん　80歳

●歩幅の変化（cm）

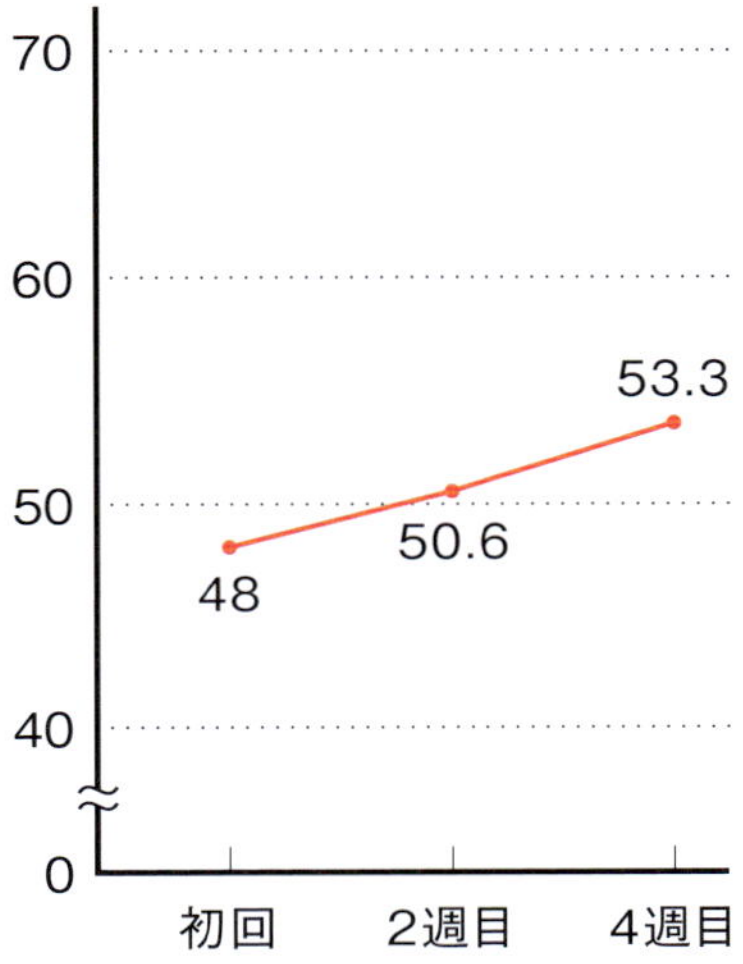

●歩くスピードの変化（cm/s）

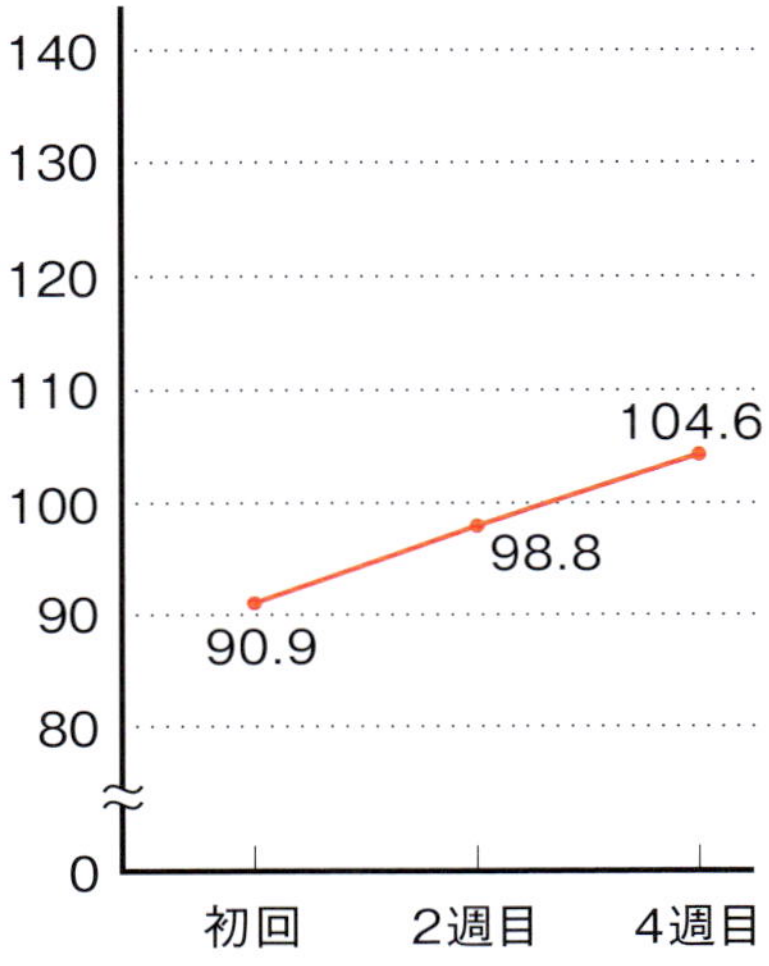

スタスタ体操　1ヵ月モニター体験

骨折が原因で歩くのがつらい。ずっと足のしびれが治らず悩まされてきました

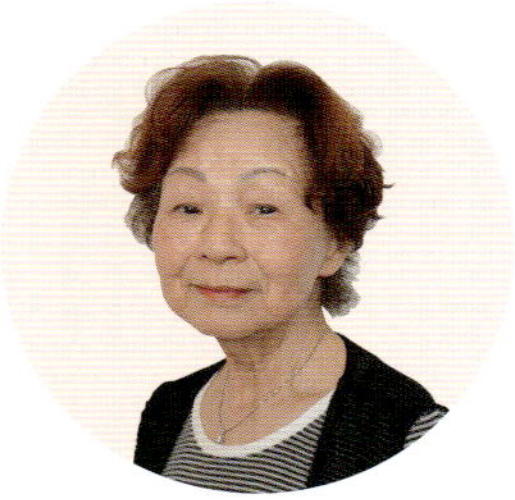

体験者・03
長谷川良美さん　80歳

私はもともと定期的に40分のウォーキングをやっていたのですが、鎖骨《さこつ》を骨折したことでしばらく歩けなくなると、みるみる足がおとろえていくのを感じました。そのせいか、最近は**足裏の慢性的なしびれにも悩まされ、このままでは自分の足で歩くことができなくなる**と、不安に思っていたんです。

そこで、藁《わら》にもすがる思いでスタスタ体操にチャレンジ。はじめのうちこそ思うようにこなせなかったものの、2～3日もするとコツを覚え、無理なく習慣にすることができました。

そして、1週間から10日ほどしたところで、歩いているときに土ふまずのあたりを中心に、足にしっかりと力が入るのを実感したんです。しびれも軽くなり、自宅から徒歩12～13分の**最寄り駅まで行くのに、途中で1～2度の休憩が必要でしたが、今では休憩なしで歩けるようになりました!**

足裏の筋力が強くなり、歩いても疲れない足に！

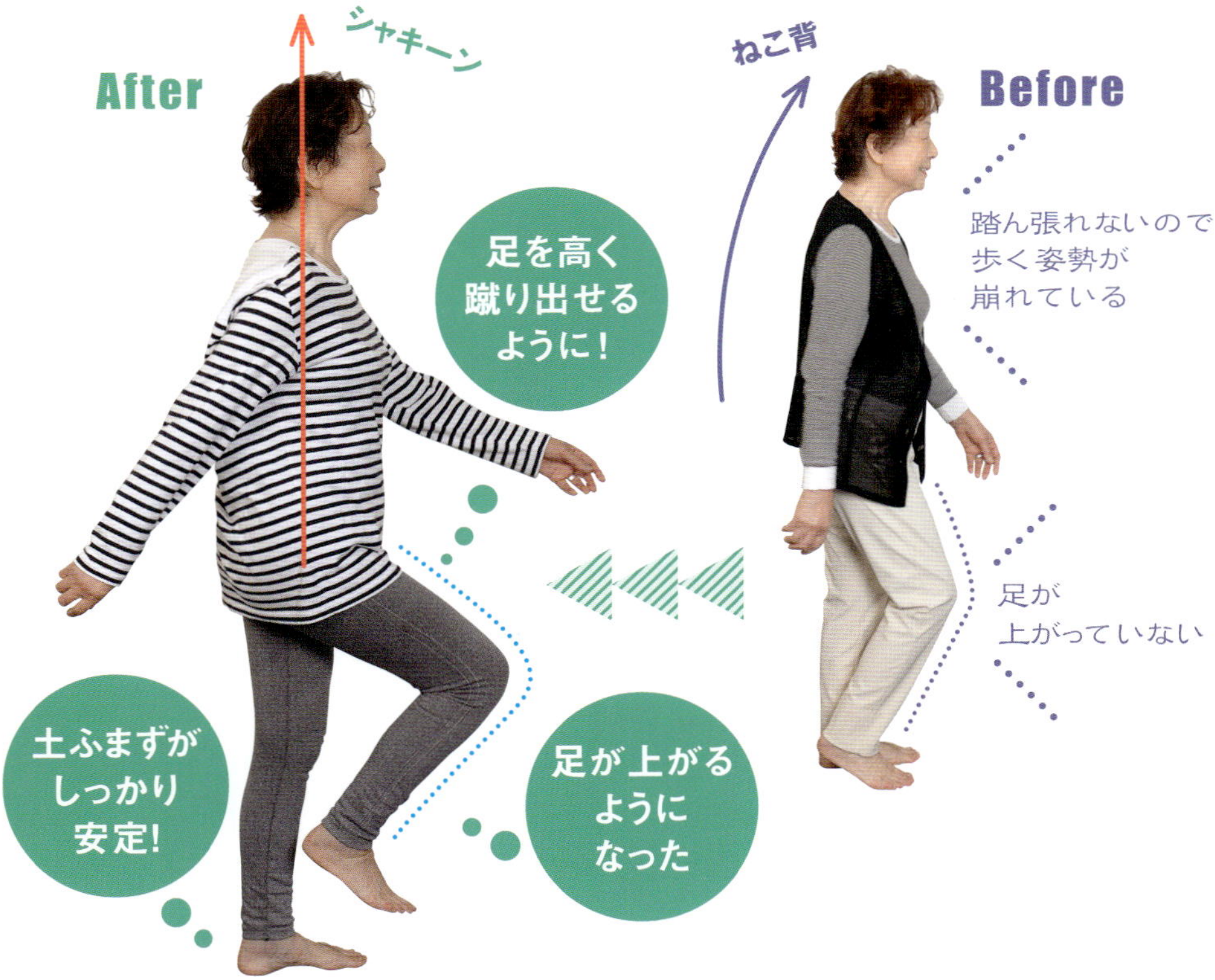

スタスタ体操実践前の長谷川さんは、足が思うように上がらず、歩く姿勢が全体的にしぼんでしまっていました。ところが１か月後、土ふまずが安定したことで蹴り足に力が入るようになり、以前よりも足が高く上がるようにフォームが改善。

全身を機能的に使って歩けるようになったことから、「長い距離を歩いても疲れにくくなりました」と明るい言葉が！　これも足裏の筋力が強くなったおかげでしょう。

スタスタ体操1ヵ月トライ!

足の数値の変化

●足指の力の変化（kgf）

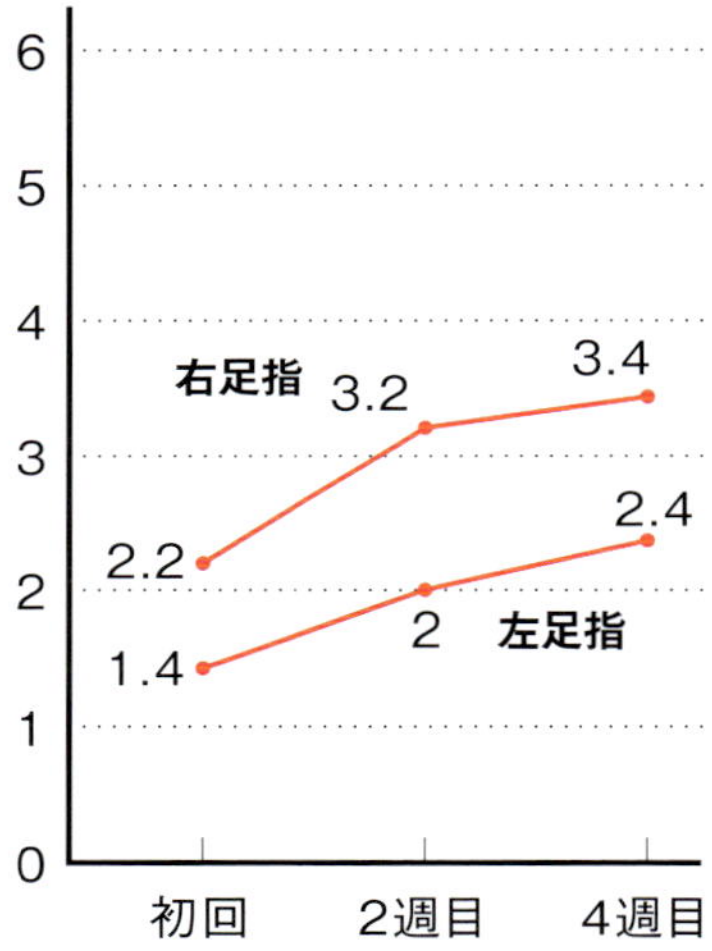

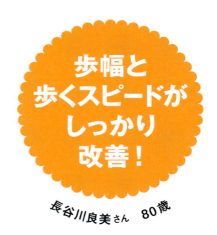

歩幅と歩くスピードがしっかり改善！

長谷川良美さん　80歳

●歩幅の変化（cm）

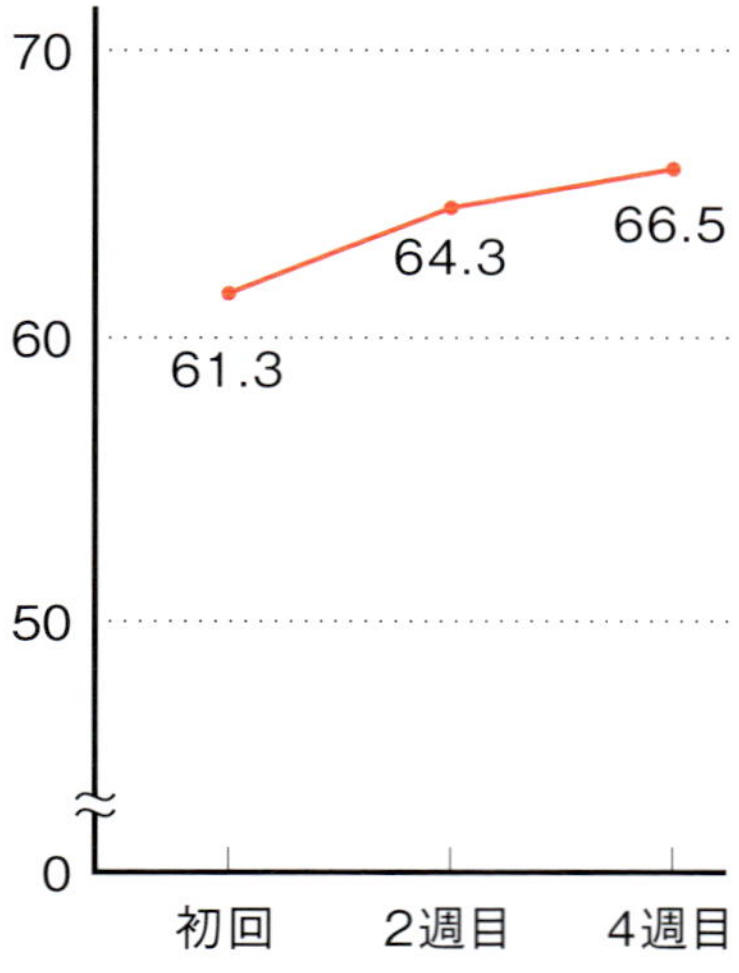

●歩くスピードの変化（cm/s）

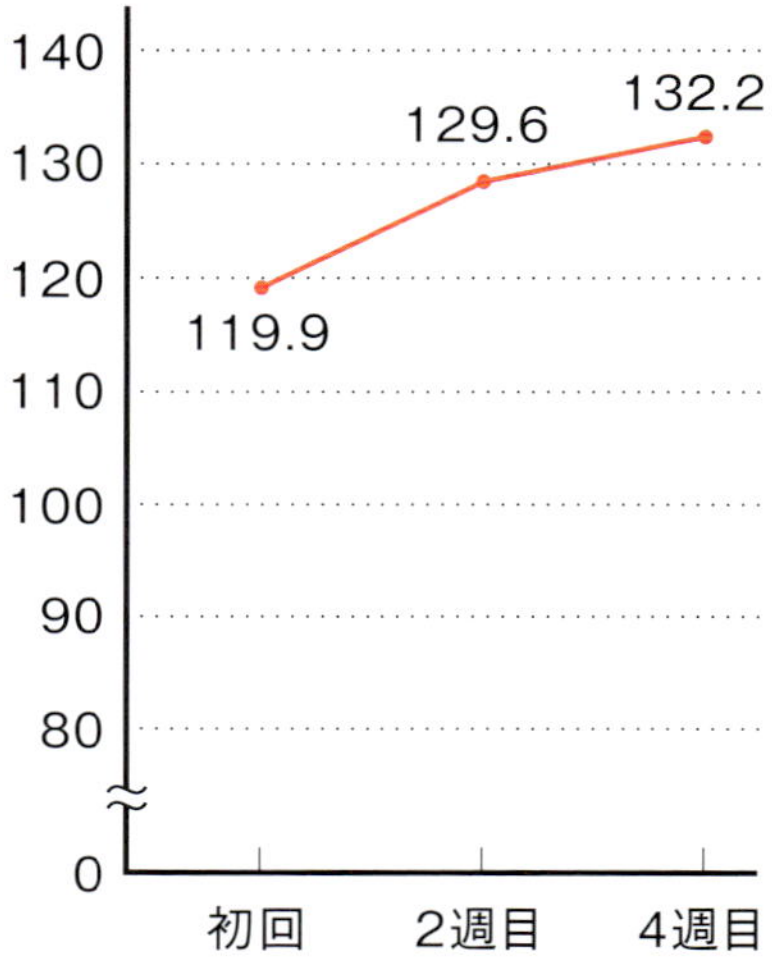

こんな声も届いています!!

54歳　男性

マラソンが趣味なのですが、ある時からくるぶしの内側に痛みを感じるようになりました。医師の診断によると靭帯《じんたい》を傷めてしまったようで、インソールを敷いてみても効果が出ず、ただ痛みが引くまで足を休めるしかありませんでした。

スタスタ体操を取り入れて２週間もすると**傷めていた靭帯から少しずつ痛みが引いていって、今では歩いている時も足の指にしっかり力を込められるようになりました。**

62歳　女性

ここ数年、大きなウオノメに悩まされたり、足がつりやすくなったりと、悩みを抱えていました。そこで菊池先生に相談したところ、スタスタ体操をすすめられました。

始めてみると、**足の「つり」が改善したほか、むくみまで解消されるなど、スタスタ体操でどんどん健康になっていくのがわかりました。**今後も続けていきたいと思います。

45歳　男性

40歳を過ぎたあたりから、通勤で駅まで歩くだけでも、5分で親指のつけ根の関節がズキズキ痛みだし、10分も歩くと、右ヒザの関節に違和感を覚えていました。

このままではマズイと不安を感じ、菊池先生の指導を受けました。すると、**スタスタ体操開始１週間ほどで、数年にわたり悩んでいた親指の関節の痛みが消え、３週間ほどで右ヒザの違和感も、ほとんど感じなくなりました。**もっと早く知りたかったですね。

いつまでも自分の足でスタスタ歩くために！

人生100年時代と言われる今、せっかく長生きするなら、いつまでも自分の足で歩きつづけたいと誰もが望んでいることでしょう。

ところが、足は消耗品であるという事実は、意外と知られていません。

足はずっとあなたの体重を支えつづけ、歩くことで地面に何度も叩きつけられ、酷使されてきた器官ですから、疲弊《ひへい》したり、トラブルを起こしたりするのは当たり前なのです。

そこで適切なケアを行わなければ、足はその機能をどんどん失ってしまいます。つまり、足にも耐用年数があるのです。

私は医師になって最初の10年ほどは、形成外科医として働いていました。ところが、

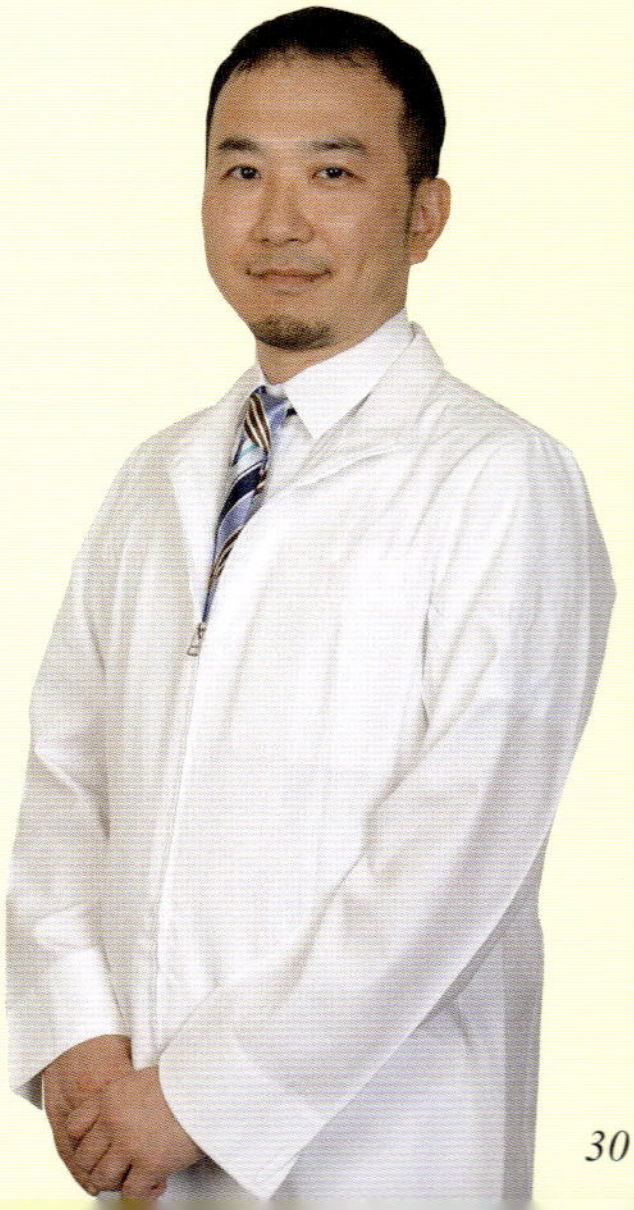

日本初の足の総合病院
下北沢病院　院長
菊池守

ある学会で「足病医」というジャンルを初めて耳にしたことが、ひとつの大きな転機となりました。

驚いたことに、アメリカではヒザから下に不調を感じたときは、「足病医」という専門医の診察を受けるのが普通のことだそうです。捻挫《ねんざ》などの外傷はもちろん、外反母趾の手術からインソールのオーダーメイドまで、足に精通した足病医がすべてを手掛けているのです。

それに比べて日本はどうでしょう?

足にケガをすれば、とりあえず最寄りの外科か総合病院へ行くのが一般的で、ちょっとしたタコやウオノメくらいでは、わざわざ医師にかかる人は少数派です。

これが「日本の足病医学は30年遅れている」と言われてしまう所以《ゆえん》です。

今後、ますます社会の高齢化が進むなかで、これではいけないと感じた私は、アメリカへ渡って足病医学を学びました。

そして、日本にも足病医の存在を確立させ、多くの人々の足の健康を守りたいと考えたのです。

私が院長を務める下北沢《しもきたざわ》病院は、日本初にして唯一の「足の総合病院」です。これまでおよそ３万足（１・５万人）を診《み》てきた経験から、私は多くの人が足のＳＯＳサインに気づかず、症状を悪化させてしまっていることを痛感しています。

いつまでも自分の足で歩くためには、日常的な足のケアが不可欠。そこで私が考案したのが、足を若返らせるのに効果的な「スタスタ体操」です。

この体操を毎日の習慣にすれば、１００歳まで自分の足でスタスタ歩くことも夢ではありません。

さっそく今日から、この体操を実践してみてください。それがいつまでも心身を健康に保つ、はじめの一歩なのです。

菊池守

第2章

100歳まで スタスタ歩ける3つの体操

第3章

足寿命が延びれば健康寿命も延びる！

第4章

第1章

何もしないと足はどんどん壊れていく

足には毎日数トンの負荷がかかっている

むくみ、巻き爪、関節痛、タコやウオノメ――。本書を手にしたみなさんは、きっと足になんらかの悩みをお持ちだと思います。

ところが、こうした**足のトラブルというのは、意外と軽視されてしまいがちなものです。**

少しくらいの痛みであれば、「そのうち治るだろう」。

むくみや冷えを感じていても、「マッサージすれば治るだろう」。

巻き爪やタコを見つけても、「すぐに大事に至ることはないだろう」。

はっきりと症状を自覚していながらも、すぐに医師にかかったり治療をしたりという行動には、なかなかつながりません。

しかし、足に生じるこれらの症状は、実は「足寿命」が短くなっているサインかも

しれないのです。

みなさんの足は日頃から、気づかないうちにさまざまなSOSを発しています。たとえば第2指（親指のとなり）の付け根の下あたりにタコがある人、足の親指の横にタコが絶えない人は、足の裏のアーチが崩れ、不自然な負荷がかかっている可能性があります。

また、慢性的にヒザの痛みを感じている人の中には、アーチの崩れにより、運動効率が悪化している場合もあります。

こうしたサインを見過ごし、そのまま放置していると、「足寿命」を縮めてしまうことにつながります。

そもそも**足にも寿命があるということを、ほとんどの人は知らずにすごしているのではないでしょうか。**

足も心臓や胃腸などと同じ、大切な臓器のひとつ。暴飲暴食をつづけると内臓が疲弊《ひへい》するように、足もみなさんが気づかないうちにさまざまなトラブルを抱えているかもしれません。

その場合、ケアすることなく放置していると、やがて自分の足で歩くことができなくなってしまうリスクがあるのです。

足の寿命は体の他の部位よりも、早く消耗する傾向があります。なぜなら、足というのは常に全身の体重を支え、過剰な負荷を強《し》いられている器官だからです。

人間の足には、**歩くたびに体重の約2～3倍の負荷がかかっています。**体重60キロの人であれば、歩くたびに左右それぞれ100キロを超える重量がかかります。

さらに現代人は1日あたり平均6000～7000歩ほど歩くと言われていますから、トータルすれば毎日数百トンもの負荷を足にあたえているわけです。

また、革靴やハイヒールによって、足を長時間締めつけた状態ですごしている人も多いでしょう。

これほど酷使しているにもかかわらず、ほとんどの人は足のケアをおろそかにしているのが現実なのです。

「足寿命」が尽きると自分の足で歩けなくなる!?

では、「足寿命」とは具体的になんでしょうか。

足の健康は複数の要素で決まるものですが、とくに両足にかかる体重を均等に保てる状態——**バランスがとれている状態かどうかが重要です。**

足の裏というのは本来、土ふまずの部分を中心にゆるやかなカーブを描いています。

これを**「アーチ」**と呼びます。

このアーチがきれいに保たれていると、体重が理想的に分散され、足に無理な負担をかけずに歩くことができます。ところが、関節や筋肉、靭帯《じんたい》などがおとろえてくると、このアーチが崩れてしまいます。これが、いわゆる扁平足《へんぺいそく》（低アーチ）です。

誰しも普段はあまり足の裏をじっくり観察する機会などないでしょうから、自覚することなく扁平足の症状が進行しているケースも珍しくありません。

しかし、扁平足になると、やはり足はさまざまなサインを発します。

たとえば、親指のＩＰ関節（第一関節）の部分に深いしわが入ったり、親指の付け根の関節が痛くなったり。あるいは、足の側面（内くるぶしの下や外くるぶしの下）が痛くなったりする症状は、扁平足に原因がある可能性が高いと言えます。


本来はヒザや足首、足裏にバランスよく体重がかかるのが理想です。しかし、アーチが乱れるとそのバランスも崩れ、力のかかり方に歪《ゆが》みが生じます。

片足にだけ無理な負荷がかかったり、特定の部位の関節に負担を強いたりして、それが結果的に、痛みや違和感のもととなってしまうのです。ちなみに巻き爪やタコなども、靴の中でかたよった負荷がかかることによって起きる症状の典型です。


なぜこうしたことが起こるのかといえば、一番の理由として加齢が考えられます。

人は年齢を重ねるとともに足の筋力が弱まり、関節が硬くなります。足のアーチの形も崩れ、扁平足が進行します。

やっかいなことに、こうして足のバランスが乱れると、無理な負担がかかりつづけます。すると、足の状態は悪化の一途をたどることになり、やがては歩行困難に陥ることすらあるのです。

また、**冷えやむくみでお悩みの方も多いでしょう。その原因の多くは、血液やリンパの流れが滞《とどこお》ることにあります。**

血液やリンパの流れが悪くなるのは、**「ふくらはぎのポンプ機能」**がしっかり働いていないからです。

ふくらはぎのポンプ機能とは、足から心臓に向けて血液を戻す力のことです。しかし、筋力や柔軟性がおとろえていると、その機能がうまく働きません。

そこで、ふくらはぎのポンプ機能を改善させるために、日々のスタスタ体操が重要になるのです。

このほか、老化によって皮膚や脂肪が薄くなると、歩くときに痛みが生じます。また、血管の老化が、動脈硬化を引き起こすこともあるでしょう。

足寿命とは、そうした複合的な要因で決まるもの。足のトラブルに対して早めの対策を心がけなければ、症状はどんどん悪化してしまいます。

3つのポイントを押さえれば「足寿命」を延ばすことができる

それでは、足寿命を延ばすためにはどうすればいいのでしょうか？
大切なのは次の3つです。

- **足首のやわらかさ（関節の柔軟性）**
- **土ふまずのかたち（足のアーチ）**
- **足裏の筋力**

この3つは足のバランスを保つために必要不可欠な要素です。つまり、これらを鍛《きた》えれば、足の機能はどんどん回復し、足寿命を若返らせることができます。

そこでおすすめしたいのが、次の第2章で詳しく紹介している3つの「スタスタ体操」です。

この3つの体操は、関節の柔軟性、アーチ、足裏の筋力を復活させることで、足のバランスを取り戻すことを目的としています。


逆に、歩き方だけを改善しようと頑張っても、根本的な解決にはつながらない可能性があります。なぜなら、アーチが歪んだままの足では、正しい歩き方がかえって負担になることがあるからです。

まずは「スタスタ体操」でアーチを整え、正しい歩き方ができる足をつくることから始めましょう。

さらに**関節の柔軟性と筋力が回復すれば、老化とともに歩き方に歪みが生じていた人も、自然と正しく矯正《きょうせい》されていきます。**

そして、足のバランスが改善すれば、歩くときの無理な負担だけでなく、痛みや冷え、むくみなどの解消にもつながり、あなたの足はどんどん若返っていきます。

日本人の7割が扁平足！放置すると足は壊れていく

では、**なぜこの3つの要素が改善すると、歪んだ歩き方が矯正されるのでしょうか。**

足のアーチはクッションの役割を果たすため、歩きながら絶えず形を変化させ、足にかかる衝撃を受け止めています。

人は歩くとき、足の裏でやわらかく体重を受け止め、そして前方へ向けてぐっと踏み込んだあと、最後に地面を蹴って体を運びます。

ところが、**アーチがつぶれた状態では、足を有効に蹴り出すことができず、足首やヒザなど他の部位に負担が生じます。**扁平足によって起こる弊害《へいがい》は、まさにこの点にあります。

しかし、自分の足が扁平足であるかどうかは、実は椅子《いす》にすわった状態でチェックしてもわかりません。なぜなら、体重がかかった状態でなければ、アーチが正しく機能しているかどうかわからないからです。

そこで私たち専門医は、患者さんが直立した状態でレントゲンを撮って、アーチの状態を診察します。問題は足の裏が曲線を描いているかどうかではなく、体重をしっかり受け止められているかどうかなのです。

なお自分でアーチの形を正確にチェックするには、協力者が必要です。まっすぐ直立した状態で、足の内側から携帯電話などで足の写真を撮ってもらう方法が、もっともわかりやすいでしょう。床に対して、自分のアーチがどのような曲線を描いているかを確認するのです。

では、正しい足のアーチとはどのような形状なのでしょうか？

足の裏は3方向のアーチによって形成されています。

1つ目は横のアーチ。これは上から自分の足を見下ろしたとき、左右に広がるアーチのことです。

この横アーチがつぶれていると、５本の足の指が横に広がった「開張足《かいちょうそく》」と呼ばれる状態に陥ってしまいます。あまり自覚症状のないケースが多いですが、そのまま放置すると、外反母趾《がいはんぼし》やタコ、巻き爪などの原因になるので注意が必要です。

次に、内側の縦アーチ。

かかとの中心を起点に、親指の付け根と小指の付け根で三角形をつくることをイメージするとわかりやすいですが、その内側にある縦のアーチを意味します。

この内側の縦アーチは土ふまずを構成するアーチで、ここがつぶれていると足が疲れやすくなったり、ふくらはぎに痛みが生じたり、さまざまな症状を引き起こします。

そして、３つ目は外側の縦アーチ。こちらはかかとの中心から小指の付け根にかけてのアーチです。

この３つのアーチのバランスが保たれていて初めて、人は正しく歩くことができるわけですが、逆にアーチが高すぎても問題があるので注意が必要です。

足の3つのアーチ

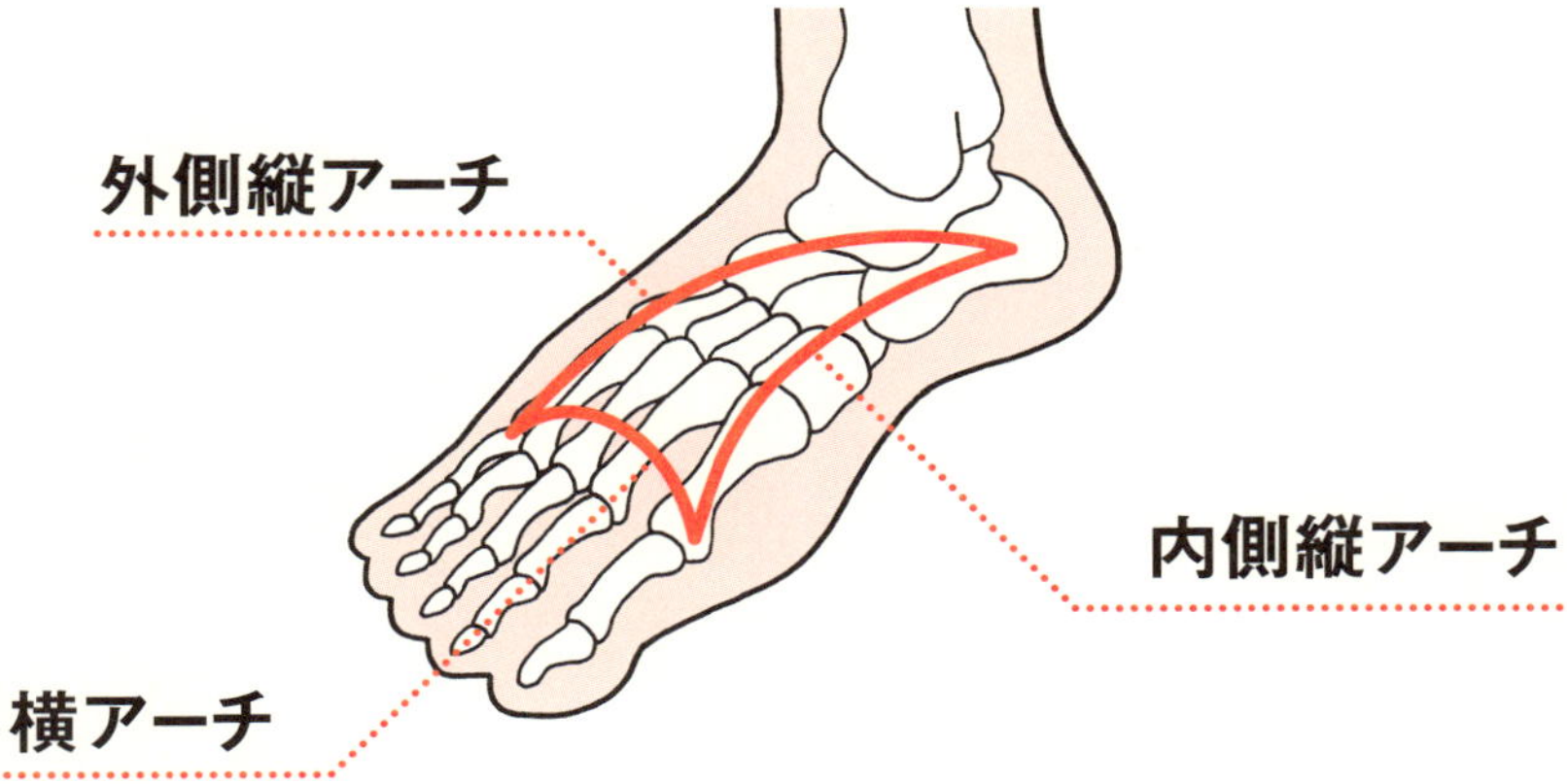

かかとを起点に、小指と親指それぞれの付け根を結ぶ三角形で形成される足裏のアーチ。スタスタ体操で3つのアーチをバランスよく改善できます。

これは「ハイアーチ」と呼ばれる症状で、単に歩きにくいだけでなく、体重を適切に吸収、分散させることができず、ヒザや腰にまで負担がかかります。

いま、**日本人のおよそ7割は扁平足であると言われています。**

これには複数の理由が考えられますが、遺伝的な要素やアーチを上げる筋力の弱さ、加齢による靭帯のゆるみなども原因のひとつです。

扁平足になると、地面を蹴る力が正しく伝わらず、歩くときに運動効率が低下します。その結果、ふくらはぎのポンプ機能が適切に働かず、血流が滞ります。そうなると、冷えやむくみはもちろん、全身の代謝が悪くなるなど、多くの弊害を生みます。

日頃から足のアーチを意識し、歩いている人はおそらく少数派でしょう。

しかし、**できるだけ早いうちからアーチに注目し、ケアに取り組むことが、長く足の健康を保つ秘訣となるのです。**

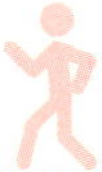

ハイヒールを履《は》きつづけるとアキレス腱《けん》は硬くなる！

足首は加齢や運動不足などで、どんどん柔軟性が失われてしまいます。その大きな理由として挙げられるのが、アキレス腱です。

足を構成する部位のなかでも、アキレス腱は非常に重要な役割を担《にな》っています。

アキレス腱は人体のなかでもっとも大きな腱であり、筋肉が生み出す力をかかとに伝え、歩くことはもちろん、走ったり跳んだりするために欠かせないもの。

ところがこのアキレス腱、ほうっておくとどんどん硬くなってしまうのです。

アキレス腱が硬くなると、足にうまく力が伝わらず、歩きにくくなったり、転倒しやすくなったり、さまざまな弊害が生じます。

そこで、アキレス腱の柔軟性を保つためには、ふくらはぎとアキレス腱の体操が一番効果的な対策となります。誰しも子供のころに、アキレス腱をのばす運動を習ったでしょう。しかし、正しいフォームで行わなければ効果は半減してしまいます。

そこで、ぜひ68ページからの「壁ドンふくらはぎのばし」を実践してみてください。このストレッチを毎日の習慣にすることで、アキレス腱の柔軟性はいくつになっても取り戻すことができます。

たまに**「自分はジョギングが趣味だから大丈夫」と言う人がいますが、これは実は大きな誤解です。**運動をするだけでは、筋肉を鍛えることはできても、アキレス腱をやわらかくすることはできません。

また**女性の場合、ハイヒールはアキレス腱にとっても大敵です。**

ハイヒールを履いた状態で起こる足の傾斜は、アキレス腱をのばすストレッチと真逆の姿勢。そのため、**ずっとハイヒールを履きつづけていると、アキレス腱はのびにくくなってしまうのです。**もし、久しぶりにフラットシューズを履いたときに歩きにくさを感じるようなら、その兆候が始まっていると考えていいでしょう。

アキレス腱が硬くなってしまうと、その機能を十分に果たさなくなり、運動機能を阻害するばかりか、足がむくみやすくなったり、扁平足の症状が悪化したり、多くのトラブルを招くことになります。

ただし、いくらハイヒールが足に悪いといっても、生活から完全に排除するのはなかなかむずかしいでしょう。

だからこそ、日頃から足のケアを怠らないことが重要。ハイヒールで歩きまわった日は、その日のうちにアキレス腱の疲労を癒《い》やしてあげるべきなのです。

悪化した場合は手術も！
外反母趾のリスク

では、足寿命が進むと、どのような症状が現れるのでしょうか。その代表的な例が、外反母趾です。

外反母趾は女性にかぎらず、男性にも見られる症状です。

足の親指が外側へ向かって「く」の字に曲がり、変形するこの症状は、アーチの低下に加えて、ヒールの高い靴や先端の細い革靴を履きつづけることも原因になります。初期にはさほどの痛みがないため、気づかないうちに症状が進行しているケースが多いですが、一度変形すると元に戻りにくいので注意が必要です。

外反母趾の状態になると、足のアーチはさらに大きく乱れ、歩くときに親指の付け根でうまく地面を蹴ることができなくなります。そうなると運動効率が落ちるばかりか、足の各部位に余計な負担がかかり、やがて炎症を起こしてしまいます。

正しいフォームで歩けなくなれば、外反母趾の症状はさらに進行し、重度の場合は手術が必要になることもあるのです。

そんな結果を招かないためにも、日頃から予防に努めることが何より重要です。自分の足にあった靴を選ぶことはもちろん、すでに軽度の初期症状が見られる場合は、サポーターやテープ、インソールなどを使って矯正《きょうせい》するのも大切なことです。

本書でおすすめする体操は、外反母趾対策にも有効です。取り返しのつかない状態に陥る前に、毎日のケアを習慣づけましょう。

人が歩行するときの正しい足の動き

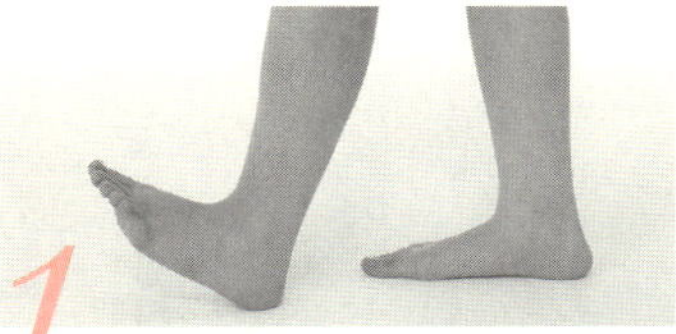

1 左足のかかとから着地する。

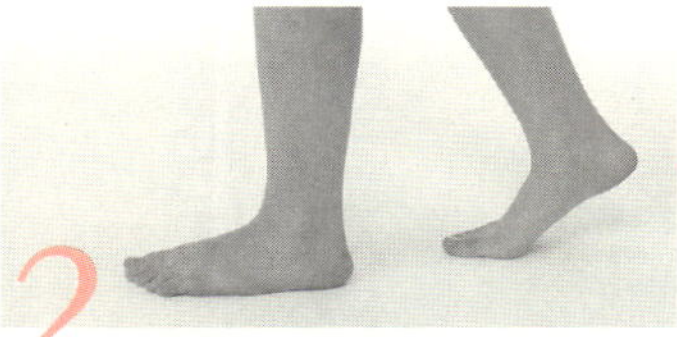

2 左足の裏全体で地面をとらえる。

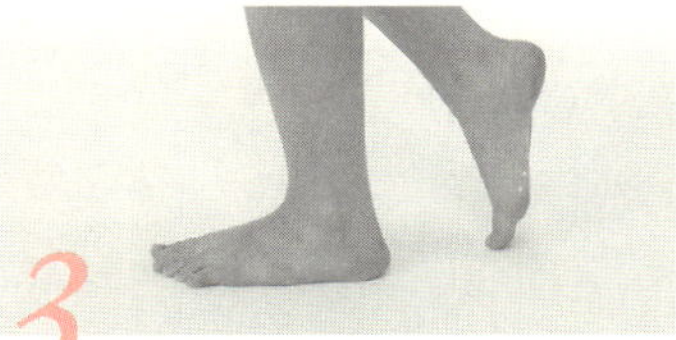

3 前に体を押し出そうとする。

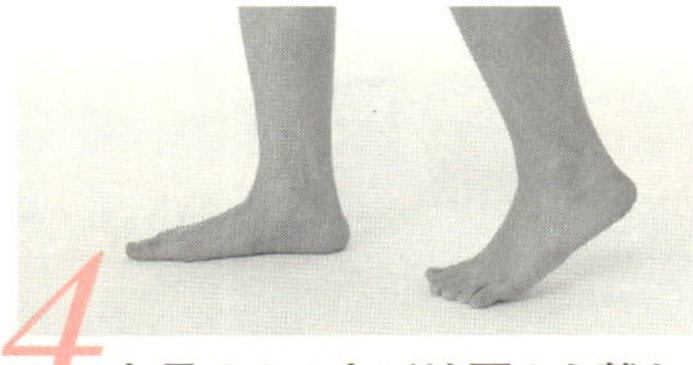

4 左足のかかとが地面から離れる。

外反母趾の足の特徴

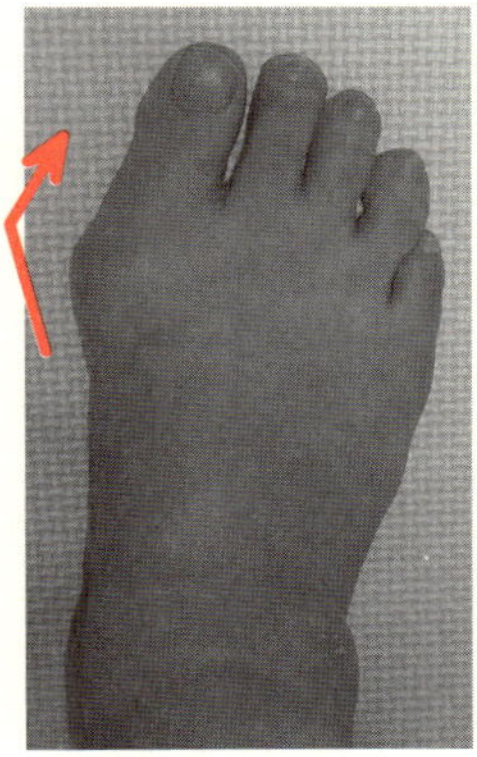

外反母趾の足。親指の付け根がくの字に曲がっている。

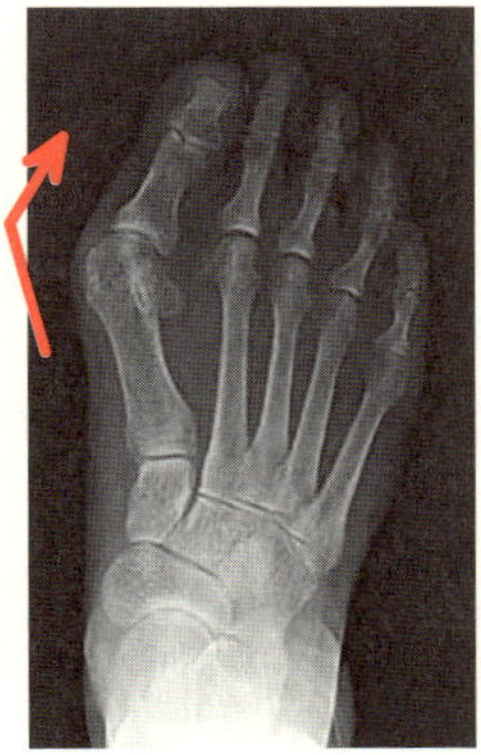

外反母趾のレントゲン写真。骨が変形しているのがわかる。

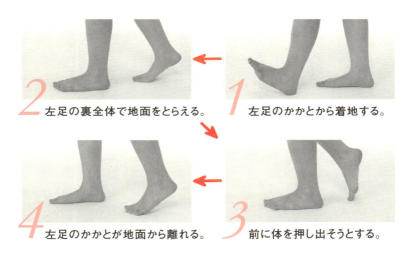

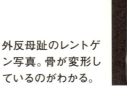

足寿命を延ばすために覚えておきたい足の仕組み

二足歩行を行う人間の足は、非常に複雑な構造をしています。ここでは足首より下の部分に注目して、簡単にその仕組みを解説していきましょう。

人間の足は26個の骨と、それらをつなげる38個の関節、さらに１０７個の靭帯、32個の筋肉、そして血管や神経、皮膚、爪、脂肪、リンパ管などが集まって構成されています。

たとえば筋肉ひとつとってみても、ヒザの裏から腓腹筋《ひふくきん》、ヒラメ筋、後脛骨筋《こうけいこつきん》——と、複数の部位がつながって力を伝えていることがわかります。普段、意識することはなくても、立ったり歩いたりする動作に合わせて、足はこれだけ多くの組織が機能的に稼働しているのです。

スタスタ体操で使う足の主な筋肉

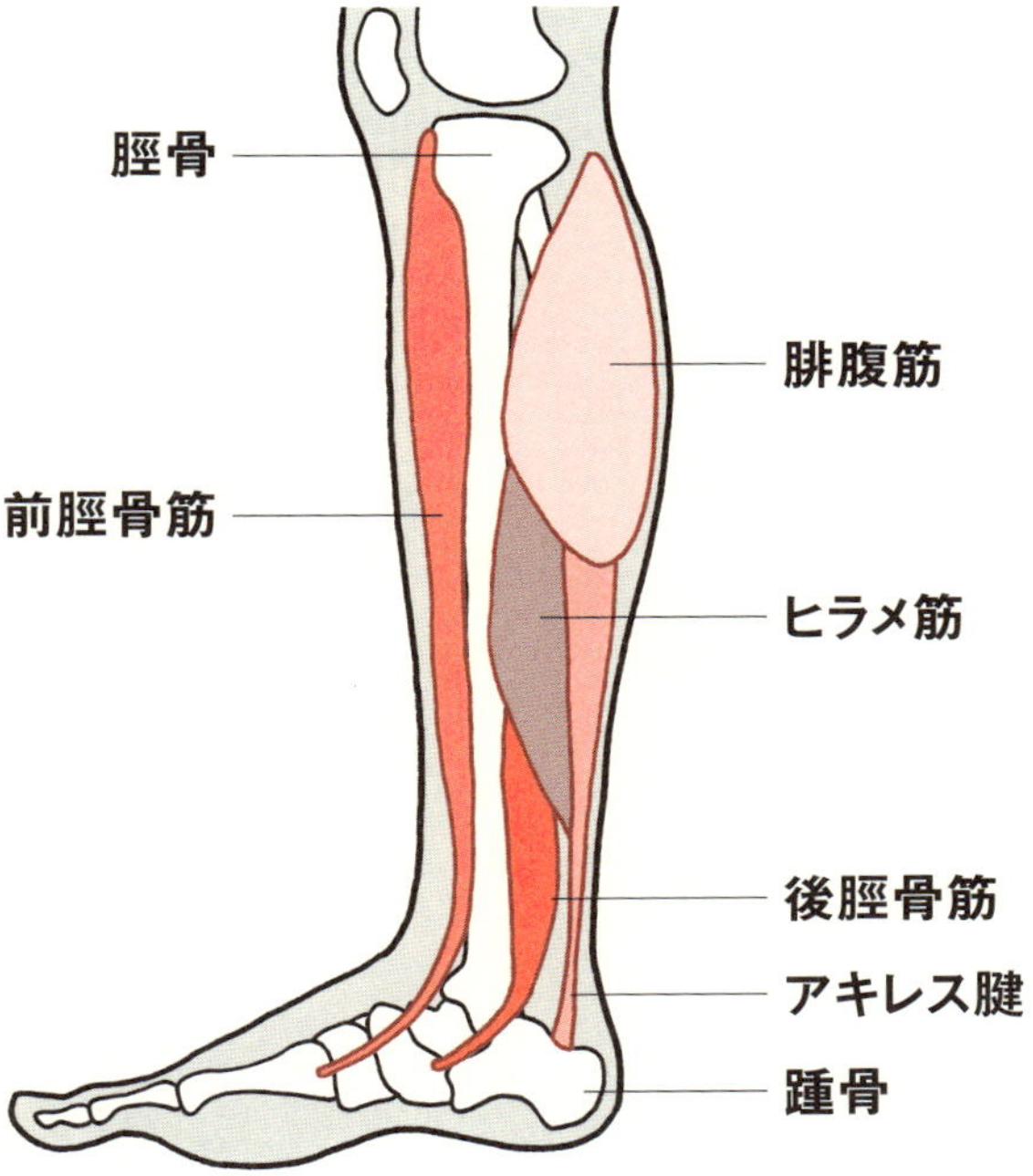

「スタスタ体操」では後脛骨筋を中心に多くの筋肉が鍛えられます。

また、足は爪先側から「前足部」「中足部」「後足部」の3つのエリアに分類され、それぞれが歩行の際に重要な役割を担っています。

「前足部」は前へ進むために地面を蹴る部位。「中足部」は衝撃を受け止めてバランスを取る部位。「後足部」は地面に着地し、次の一歩を踏み出す起点となる部位。

足のアーチを適宜《てきぎ》沈み込ませたり巻き上げたりしながら、あなたの体を目指す方向に運んでいきます。

これほど多くのパーツが組み合わさって動いているわけですから、どこか一箇所にズレが生じれば、途端に足はバランスを崩し、他のパーツにも次々に影響をおよぼすのは当然です。

外反母趾や爪の異常などは、その代表例です。足の構造を知れば、バランスを保つことの重要性を理解していただけると思います。

足寿命を保つには、こうした筋肉や腱を若返らせることが不可欠です。とくに足の

複雑に連動している足の骨と関節

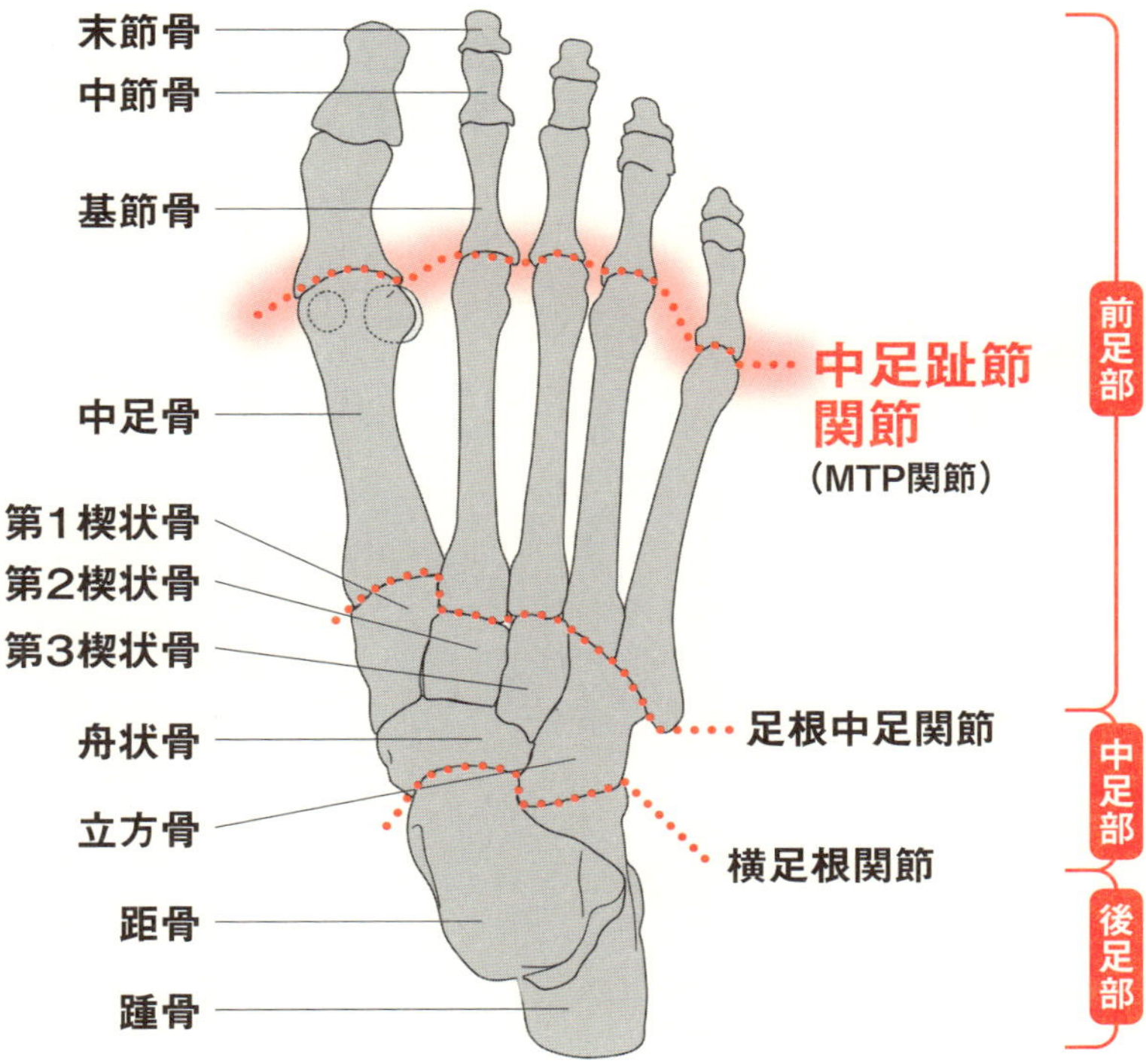

複雑に細分化されている足の骨。スタスタ体操でポイントとなるのは足指の付け根の中足趾節関節（MTP関節）です。この部位の柔軟性が、アーチを整えるカギとなります。

アーチは、かかとから指までのびる「内在筋」を鍛えることが重要になります。

その大切な内在筋に効果を発揮するのが、**第2章のスタスタ体操「足裏そらし（72ページ）」**です。ぜひトライしてみてください。

見逃し注意！足が発するＳＯＳ

足寿命のチェックポイントは、ほかにもあります。足首もそのひとつ。

関節は加齢や運動不足によって、可動域がどんどん狭まっていくものです。

自分でも気づかないうちに、すっかり足首が硬くなってしまっている人も多いのではないでしょうか。

試しに、その場でしゃがんでみてください。

足首が硬くなりすぎていると、その体勢を長く維持するのがむずかしいはずです。

人によっては、そのまま後ろに倒れ込んでしまうこともあるでしょう（不安な人は背後に布団やクッションなどを敷いてから試してください)。

理想は、しゃがんだままの姿勢をキープできること。

それがむずかしい場合は、一刻も早く関節の可動域を広げるために、本書で紹介する体操を実践することをおすすめします。**第２章の「壁ドンふくらはぎのばし(68ページ)」**で、やわらかい足首を取り戻しましょう。

普段履いている靴にも、いくつかのチェックポイントがあります。

たとえば、紐《ひも》で縛るタイプのスニーカーを履いているときに、甲を覆うベロの部分に注目してみてください。歩いているうちに少しずつ、ベロが左右どちらかにずれていってしまうことはないでしょうか。これもやはり扁平足の現れで、アーチが乱れていることからバランスを失っている証拠なのです。

靴底のどの部分がすり減っているかも重要なポイント。正しい歩き方が身についている人であれば、かかとのやや外側がすり減っているはずです。

逆に内側がすり減っている場合は、かかとが内側に傾いた「過回内《かかいない》」の状態である可能性が高いでしょう。いずれの部分であっても、左右非対称なすり減り方をしている場合は、やはりアーチの乱れを示していると言えます。

また、**急に冷えを感じるようになった人は、足が急速におとろえているサインかもしれません。**とくにヒザから下の部分の体温が明らかに低い場合、あるいはどちらか片方だけの足が冷えている場合などは要注意。何らかの理由によって、血流が滞っている可能性があります。

ここに挙げたチェックポイントは、いずれも気に留めなければ見過ごしてしまいそうなものばかり。だからこそ、足のおとろえは知らないうちに進行してしまうのです。足が発するSOSを見極めて、足寿命を維持するための体操を、ぜひ習慣づけるようにしてみてください。

次の第2章から始まる「スタスタ体操」を行えば、あなたの足はきっと劇的に変わることができるはずです。

第2章

100歳まで
スタスタ歩ける
3つの体操

1日わずか5分！ 3つの体操で足寿命を延ばしてスタスタ歩こう！

年齢を重ねるとともに、長い距離を歩くのがつらくなったり、あちこちが痛みだしたりと、足にさまざまな悩みを抱えている人は少なくないでしょう。

でも、「もう歳だから仕方がない」「どうせ治らない」とあきらめてはいけません。**足は努力次第で、いくつになっても元気に、若返らせることができるのです！**

この章でご紹介する3つの**「スタスタ体操」は、1日わずか5分、誰にでもできる簡単な運動**でありながら、主に次の3つをしっかり改善する効果があります。

足首のやわらかさ（関節の柔軟性）
土ふまずのかたち（足のアーチ）
足裏の筋力

この3つの要素が改善すると、足の機能は若返り、足寿命を延ばすことができます。筋肉を鍛えるのは、むずかしいことと思われがちかもしれません。しかし、この**「スタスタ体操」は腓腹筋やヒラメ筋、後脛骨筋、足の内在筋など、スタスタ歩く足をつくるために必要な各部位に、効果的に作用**します。

なお、体操は1日のうちいつやってもいいですが、もっとも効果的なのは朝です。その日の活動を始める前に「スタスタ体操」をこなせば、足の状態が活性化し、より効果を実感しやすいでしょう。

なお、P68〜73の「スタスタ体操」の動画は、YouTubeの「アスコムチャンネル」で公開しています。本だけではわからないという方は、そちらをご覧ください。グーグルで「アスコムチャンネル」と検索してください。

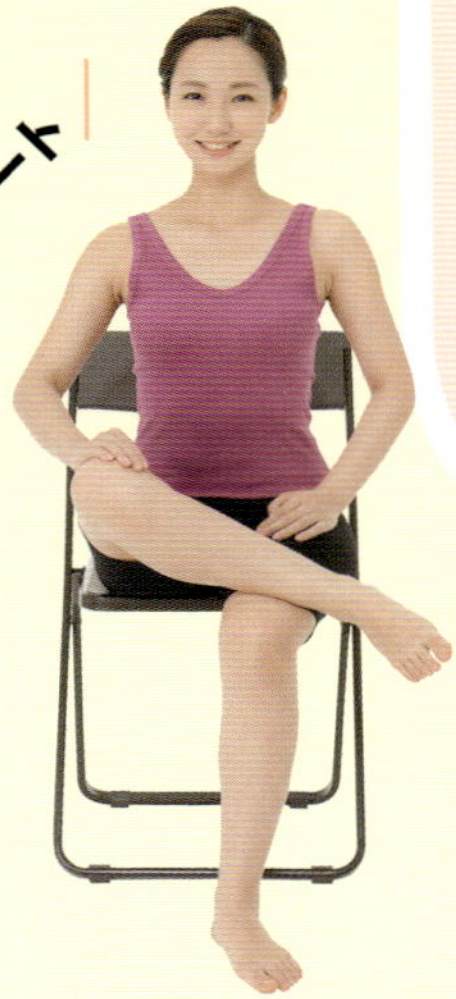

1分間の準備運動

体が硬かったり、普段、運動不足だと自覚のある方は、体操を効果的に行うために、まずは足をしっかりほぐしておきましょう。体力に自信のある方は、68ページの「スタスタ体操」から始めてかまいません。

準備運動・スタートポジション

椅子に腰掛けて、足を組みましょう。あまり深く座らず、足を組みやすい位置に座ります。

①足首ぐるぐる運動

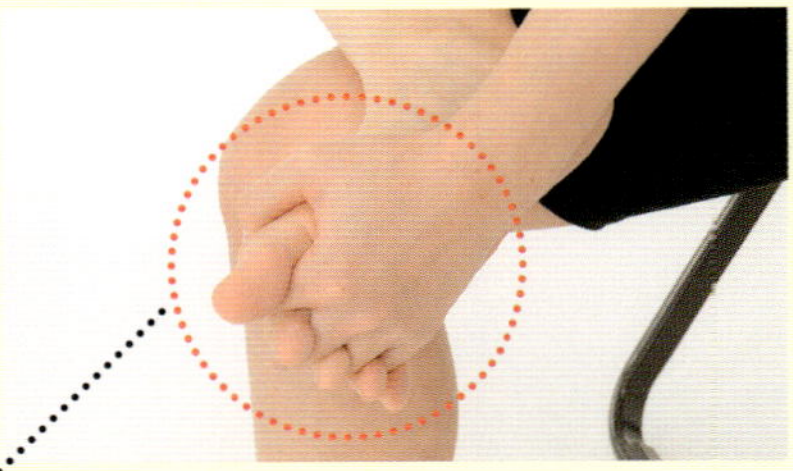

1 ゆっくりと足の指の間に手の指を入れ、握手をするように握ります。

もし指先が硬くて痛みがあれば、足の先端を包み込むように握るのでも OK。

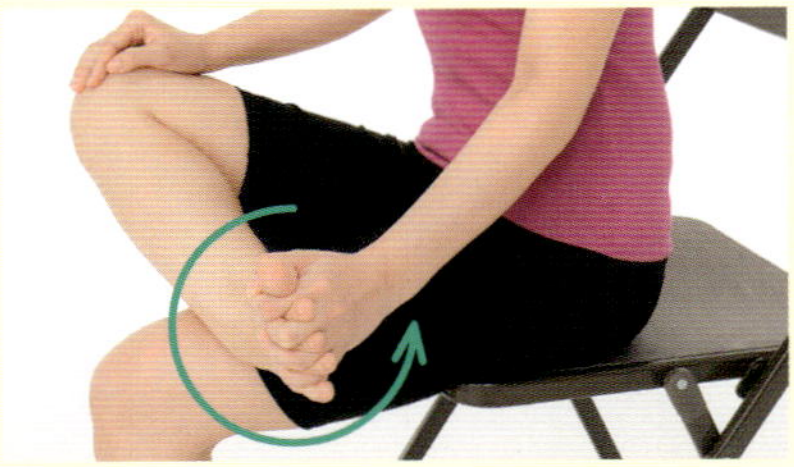

2 内側にぐるぐると10回ほど回転させます。

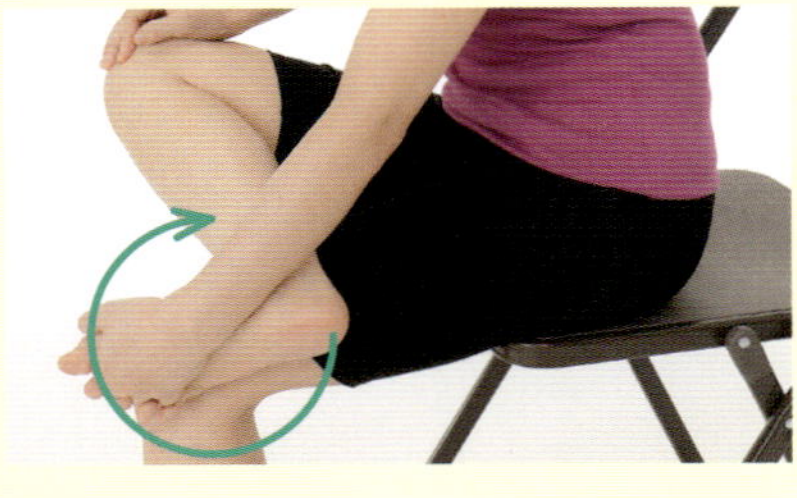

3 今度は外側に向け、10回ほどぐるぐると回転。左の足も同じ要領で行います。

②足指のストレッチ

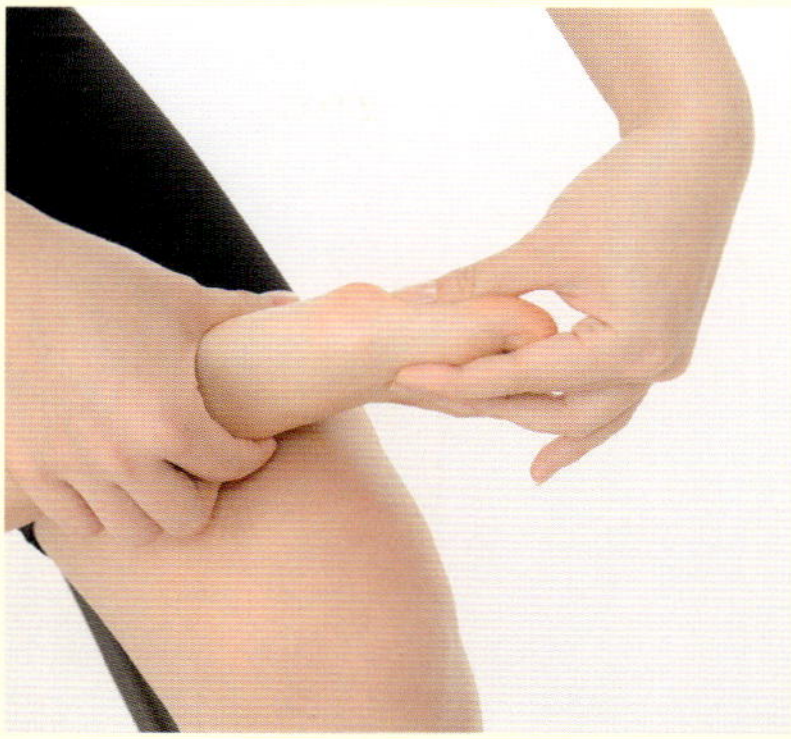

1 写真のように右手で親指の付け根を押さえ、左手で親指の付け根（MTP関節）部分をつまむように握ります。

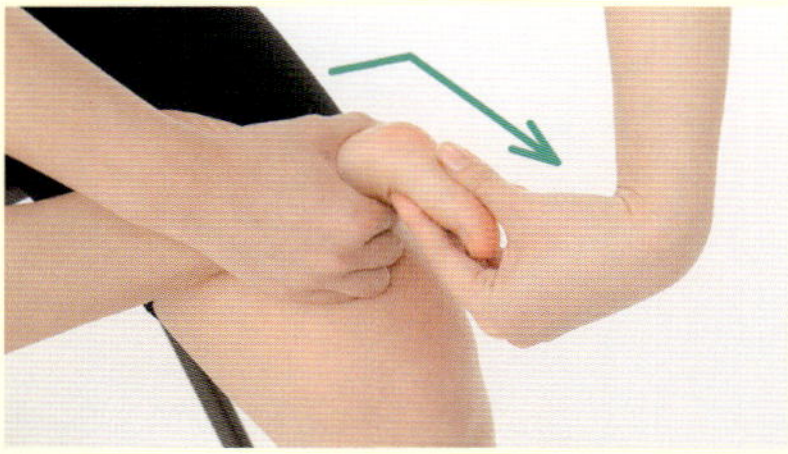

2 1の状態から足の親指部分を数秒反らせます。力を入れすぎないように注意。

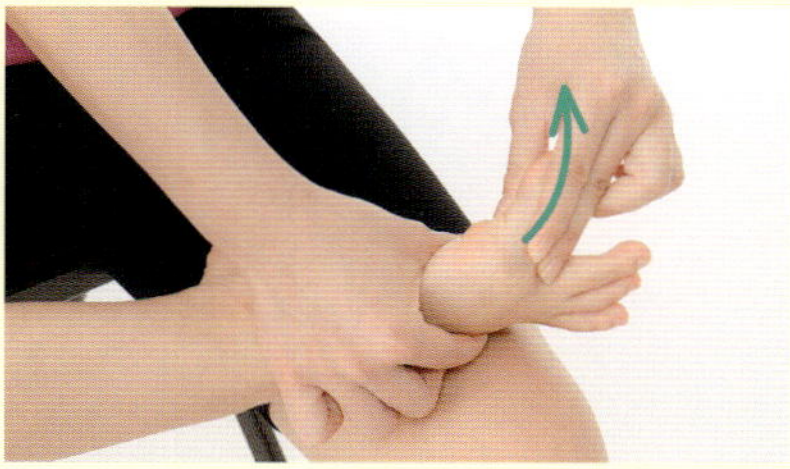

3 今度は足の裏側方向へ曲げます。指先ではなく指の付け根（MTP関節）から曲げるのがコツ。

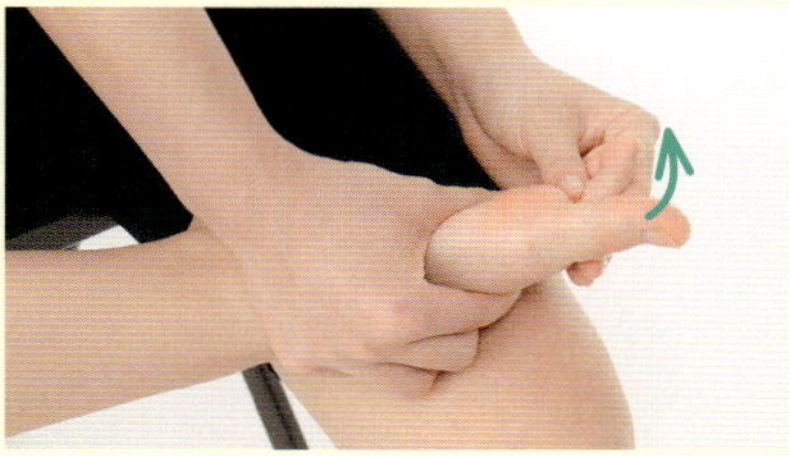

4 同様に、他の指も順番にストレッチしてください。左足も同じように行います。

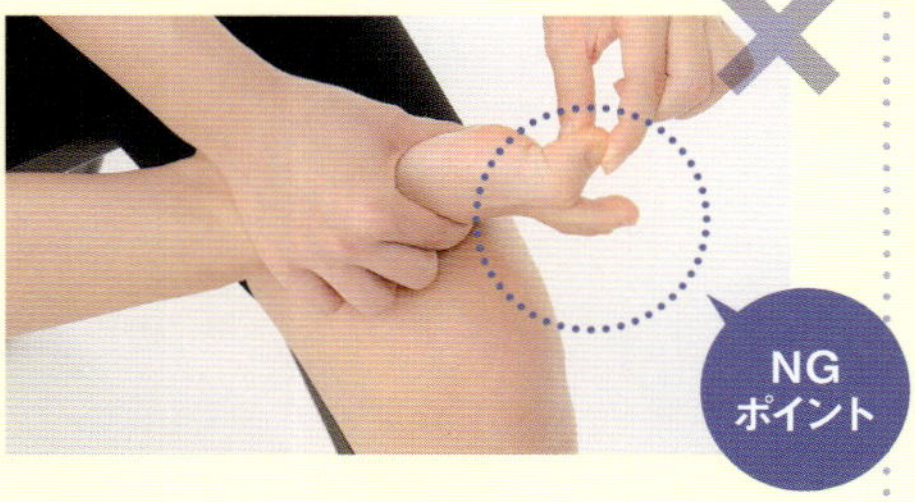

指先だけをつまむと、足の先端しか曲がりません。

スタスタ体操
1

足首のやわらかさを取り戻す
壁ドン ふくらはぎのばし

こんなことも改善!

タコ
アーチ
冷え
むくみ

アキレス腱はほうっておくと、加齢とともにどんどん硬くなってしまいます。そこで、壁を使ったストレッチで、柔軟性を取り戻し、関節可動域を広げましょう。正しいフォームでポイントをしっかり押さえてください。

1

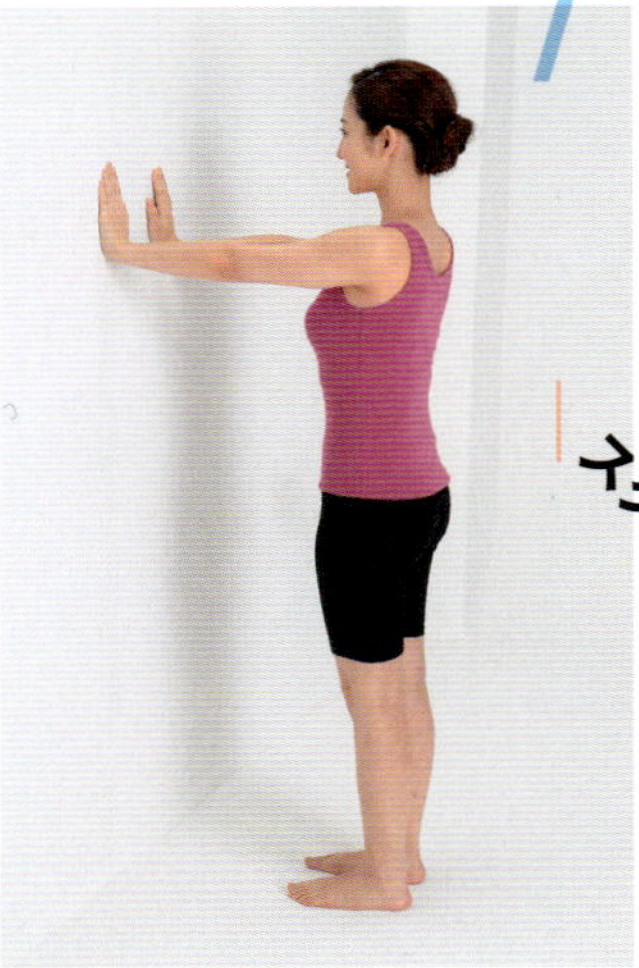

壁に向かってまっすぐ両手をつきます。(椅子の背もたれを使ってもOK)両手のひじがちょうどのびる程度の距離を保って。

2

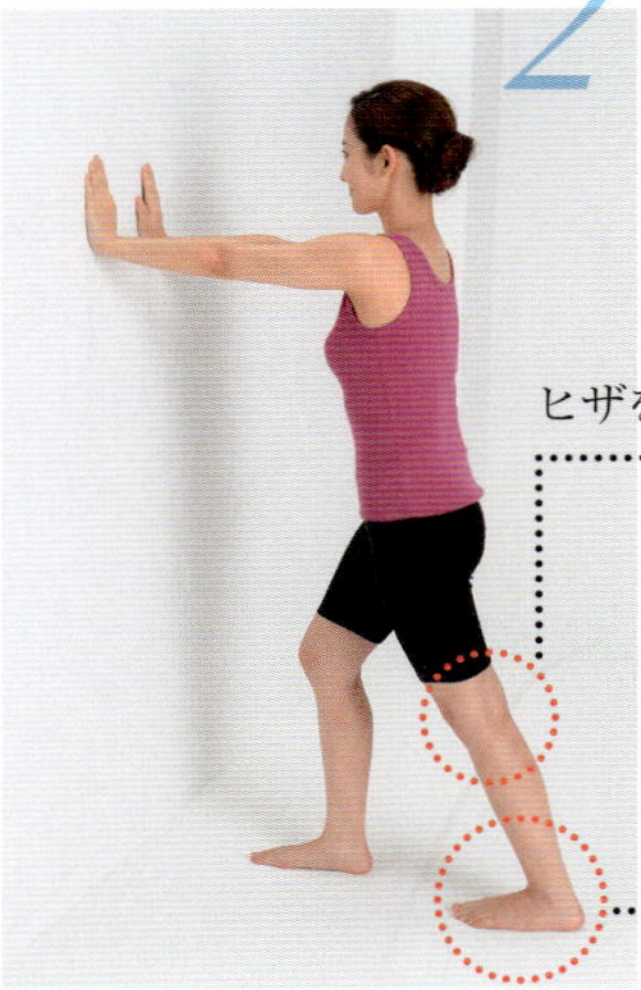

左足を一歩下げます。つま先はまっすぐ前に向け、ヒザを曲げず、かかとを浮かさないのがポイント。

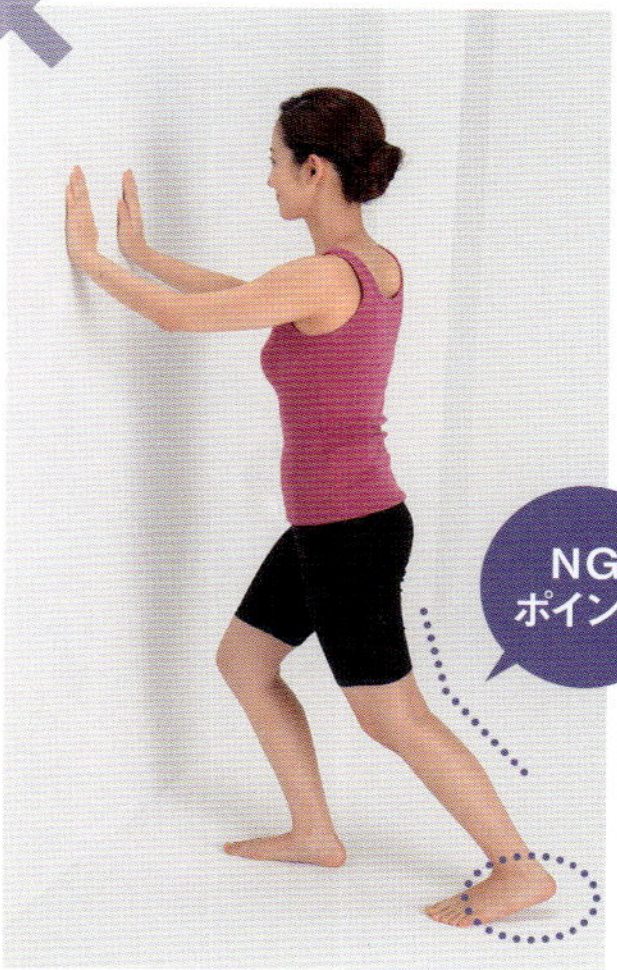

ヒザが曲がったり、かかとが浮いたりするとアキレス腱は十分にのびません。足のつま先はまっすぐ前へ。

3

少しずつ壁に体重をかけ、右足のヒザをゆっくり曲げます。左右のつま先はまっすぐに。もう片方の足も同じように行います。

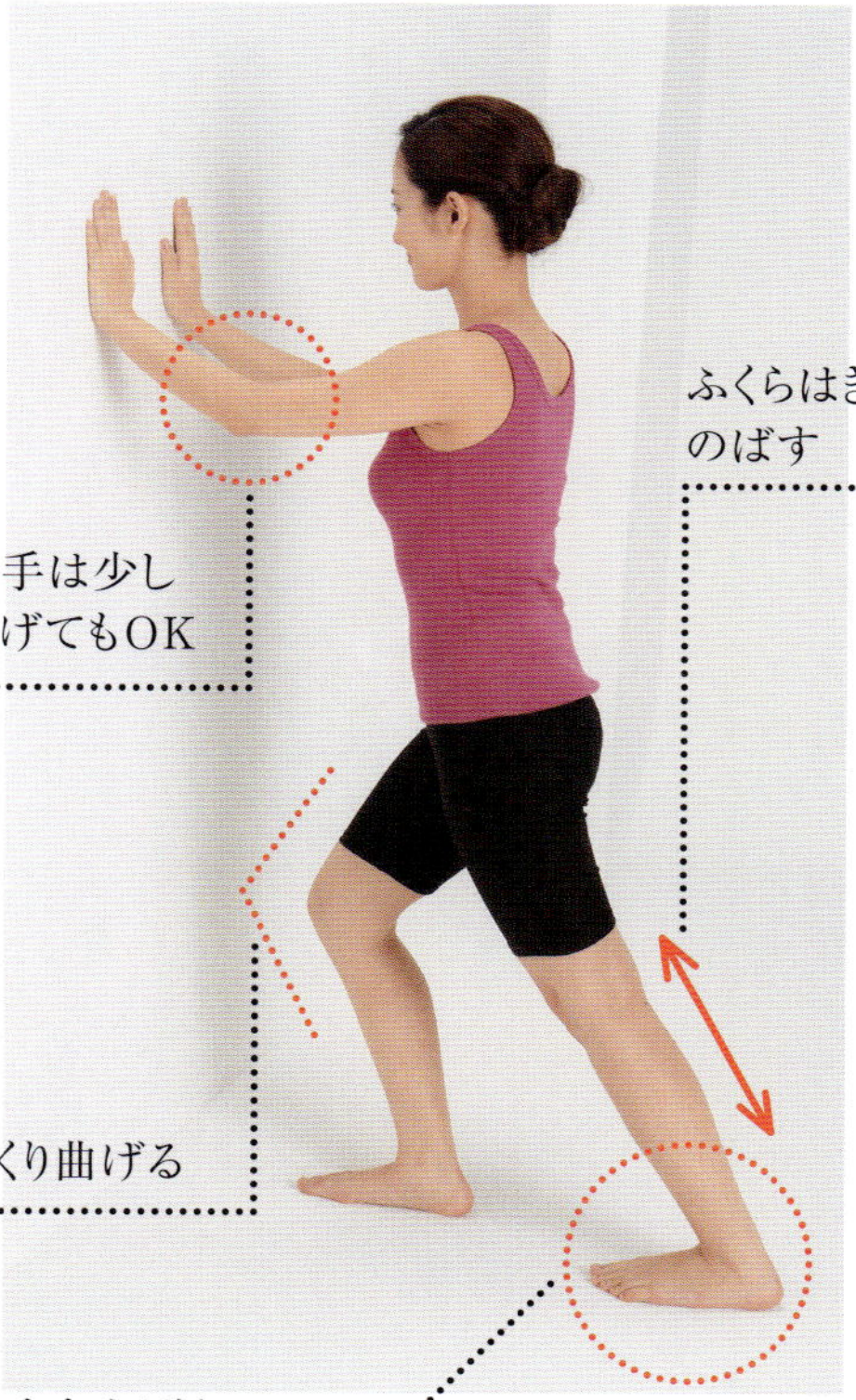

両手は少し曲げてもOK

ふくらはぎをのばす

ヒザをゆっくり曲げる

かかとを上げない

うまくできない人のために

もう少しやさしい体操が
P74～75
にあります。

20秒×左足　20秒×右足

3セット2分!

スタスタ体操 2

土ふまずのかたちが改善する 足首サッサ

足のアーチを整えるためには、ヒザの裏側からかかとへ向かってのびる後脛《こうけい》骨筋《こつきん》をはじめ、複数の筋肉に働きかける必要があります。そこで、この体操で、足裏のアーチを形成する筋肉にアプローチ。足の裏で〝掃き掃除〟をするイメージで、トライしてください。

こんなことも改善！

関節の柔軟性

タコ

冷え

むくみ

1 スタート

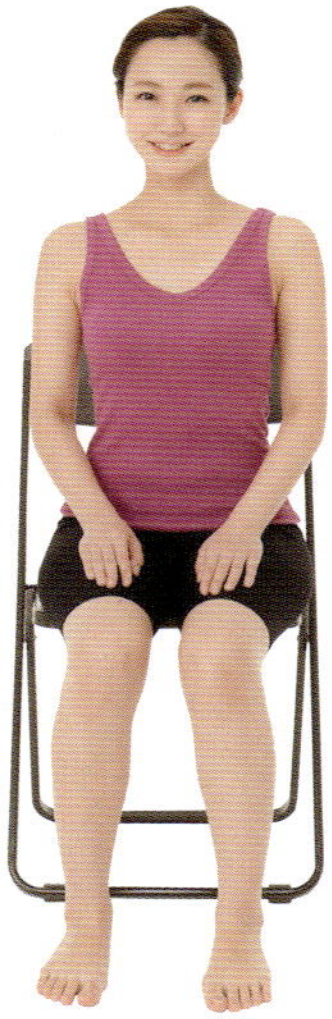

椅子に浅めに腰をおろして、リラックスした状態を保ちます。足は肩幅程度に軽く開きます。

2

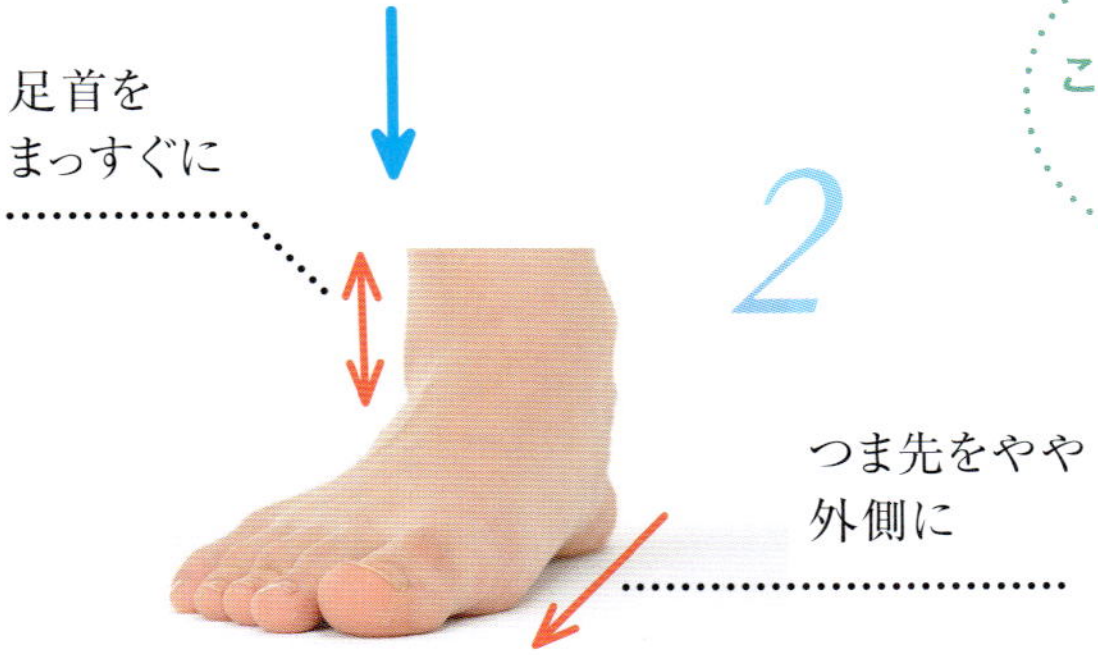

足の裏は完全に床につけた状態に。足首はなるべくまっすぐに。少しつま先を外側に向けます。

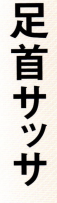

うまくできない人のために
もう少し
やさしい体操が
P76～77
にあります。

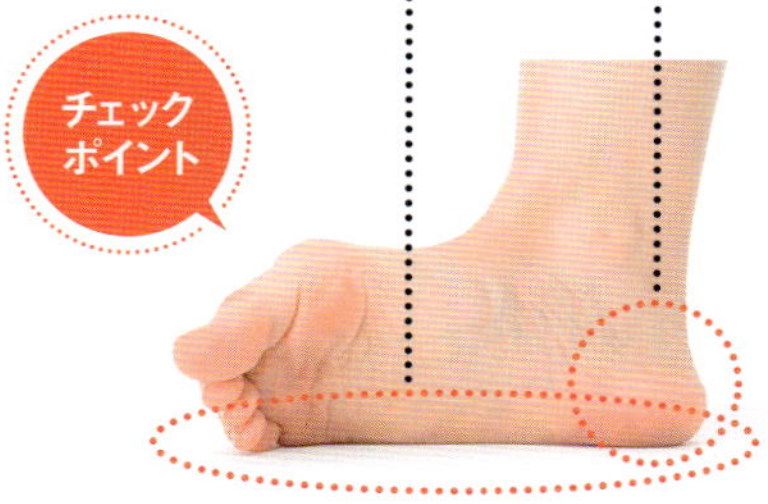
かかとの位置をずらさない
床から離れないように！

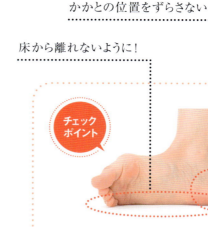

ヒザを固定したまま、小指側を床から離さずに行うことが大切。

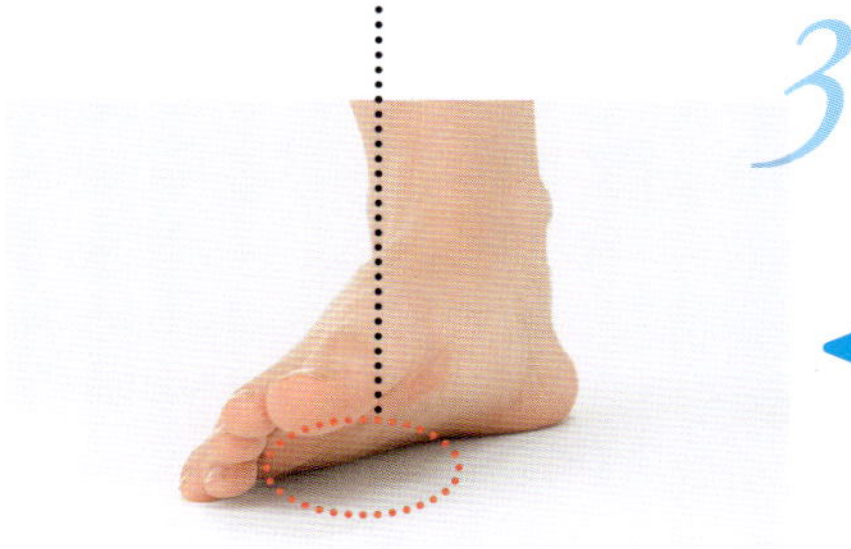
親指側を浮かせる

かかとと小指を床につけたまま、足首を少し倒すようにして親指側を浮かします。

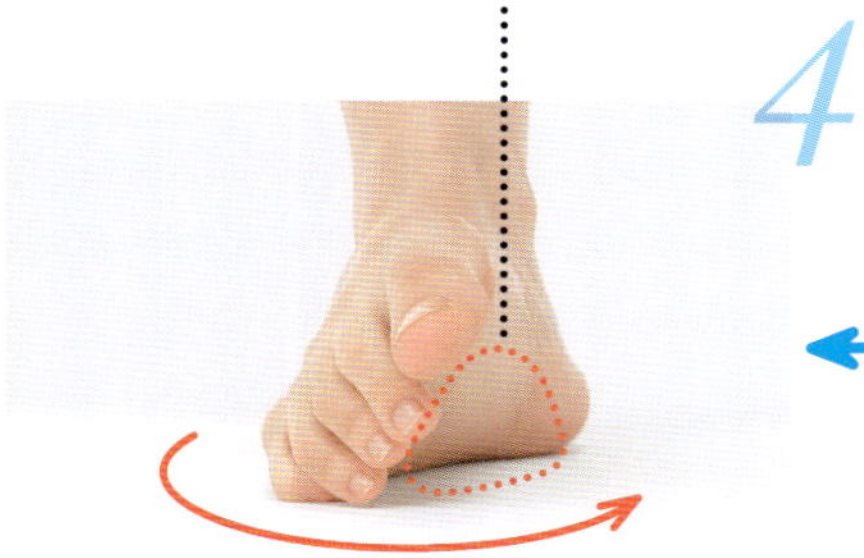
アーチにしっかり力を入れる

そのまま小指でサッサと床を掃くように、内側へこすります。ふくらはぎの内側の筋肉をしっかり使う感覚で。左足も同じように行います。

10回（10秒）×左足　10回（10秒）×右足

▼

3セット１分！

スタスタ体操 3

足裏の筋力がアップする
足裏そらし

足の指や足裏の筋肉は、自分でも気づかないうちに硬くなっているもの。この状態がつづくと、アーチが崩れたり、冷えやむくみが起こったりしてしまいます。そこで、足裏の筋肉（かかとから足指についている筋肉）を鍛え、足の機能を取り戻す体操を行いましょう。

こんなことも改善！

血流　冷え　むくみ　爪　タコ　アーチ

1

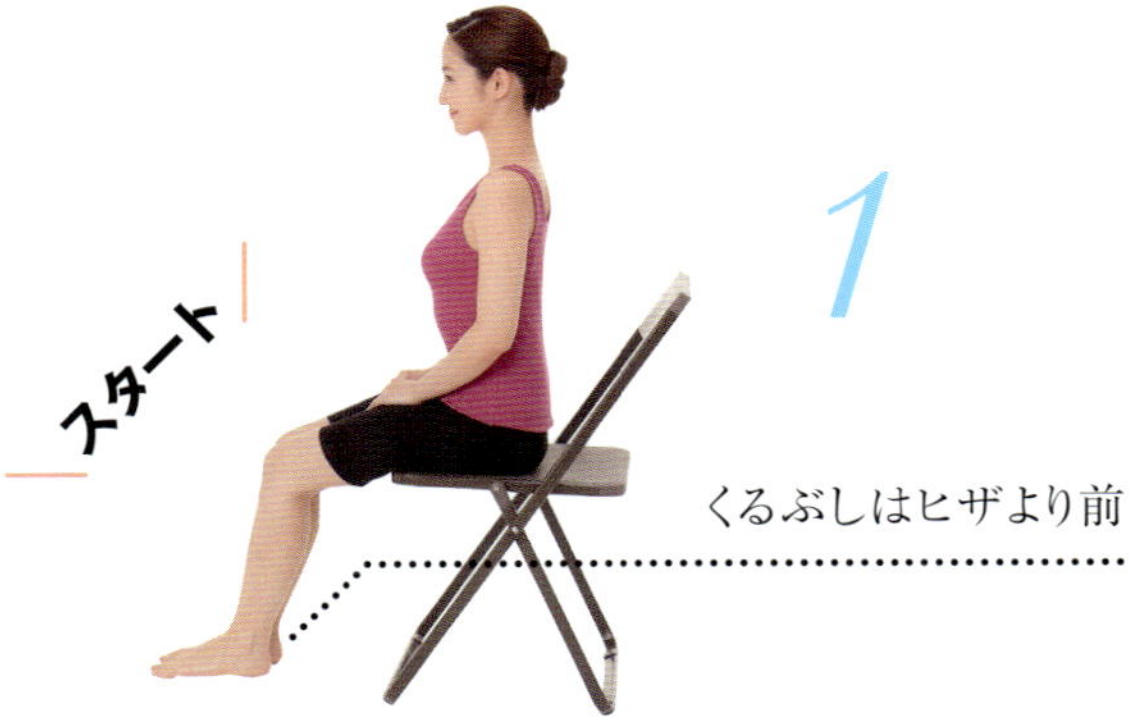

浅めに椅子に座ります。足は肩幅ぐらいに開き、すべての足の指を床におろします。

2

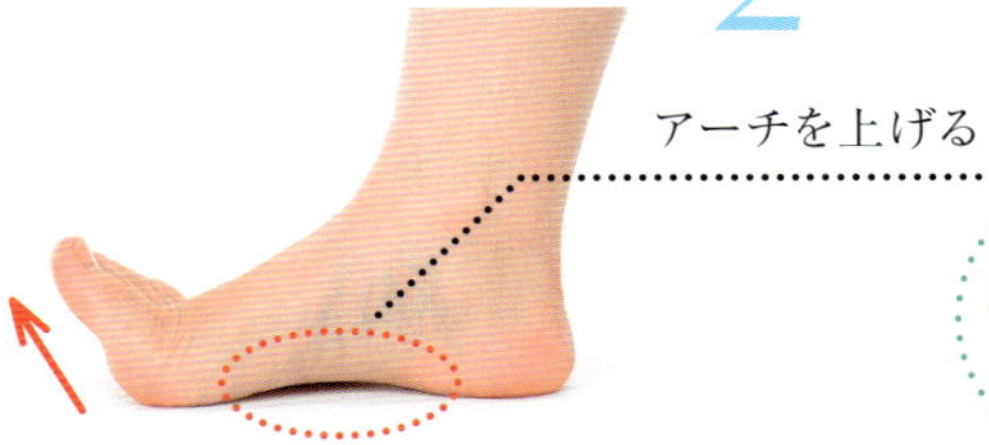

すべての足の指を大きく反らせます。アーチを、強く引き上げる感覚で。

チェックポイント 1

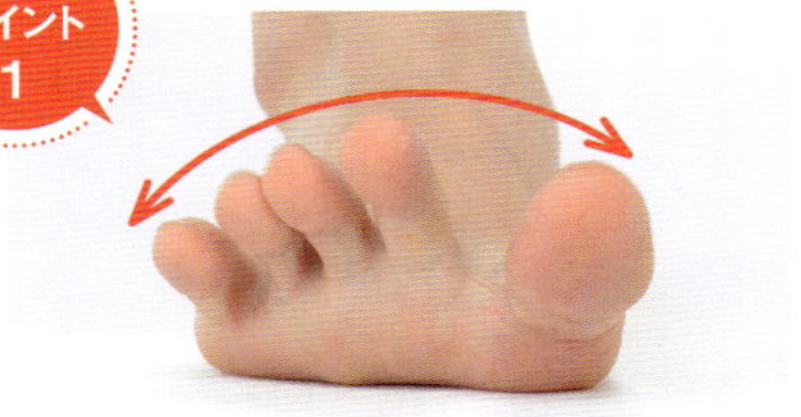

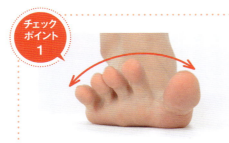

足の指を反らすときは、指の間はできるだけでいいので広げます。

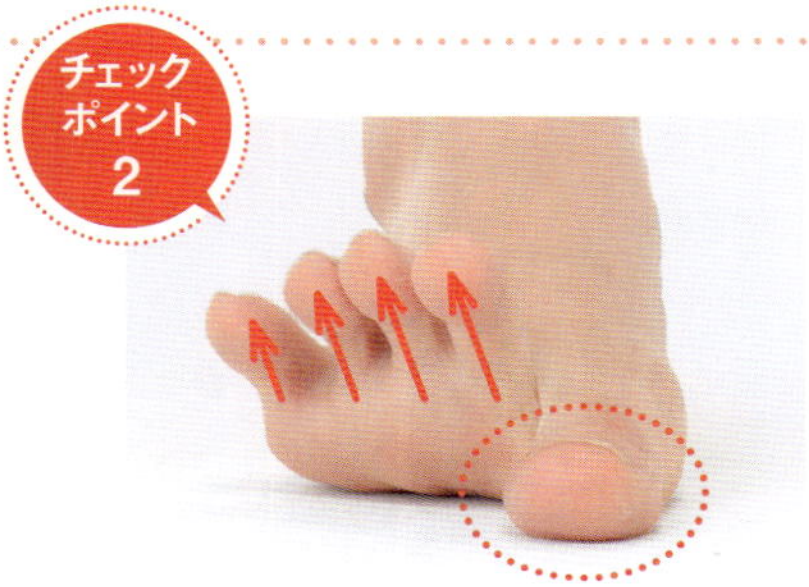

親指をおろすときは、かかとが浮きそうになるのをぐっと耐え、アーチに力を込めます。できる限りで結構です。

うまくできない人のために

もう少し
やさしい体操が
P78〜79
にあります。

3

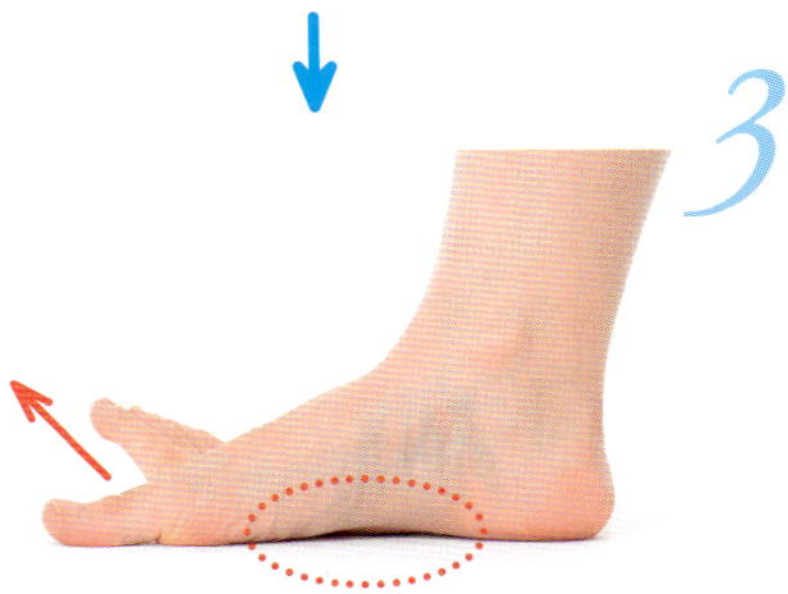

２の状態から親指だけをおろします。他の指はピンと反らし、アーチを引き上げたままにしておくのがポイント。

4

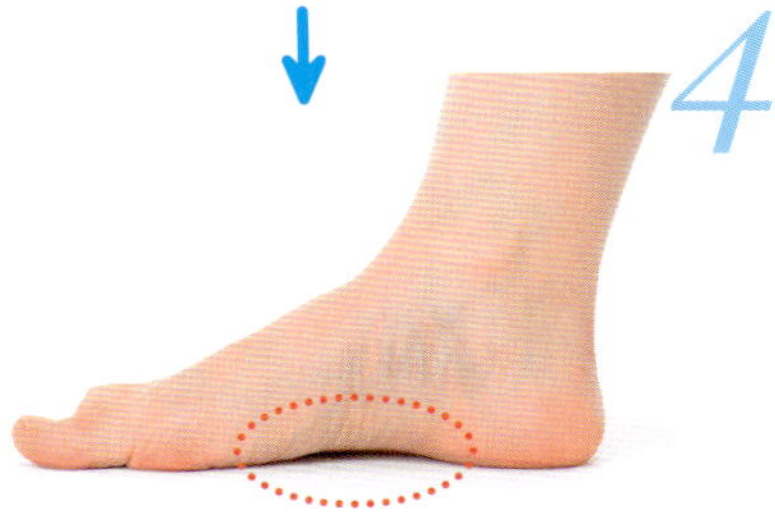

アーチの力を抜かないまま残りの４本の指をおろします。

5

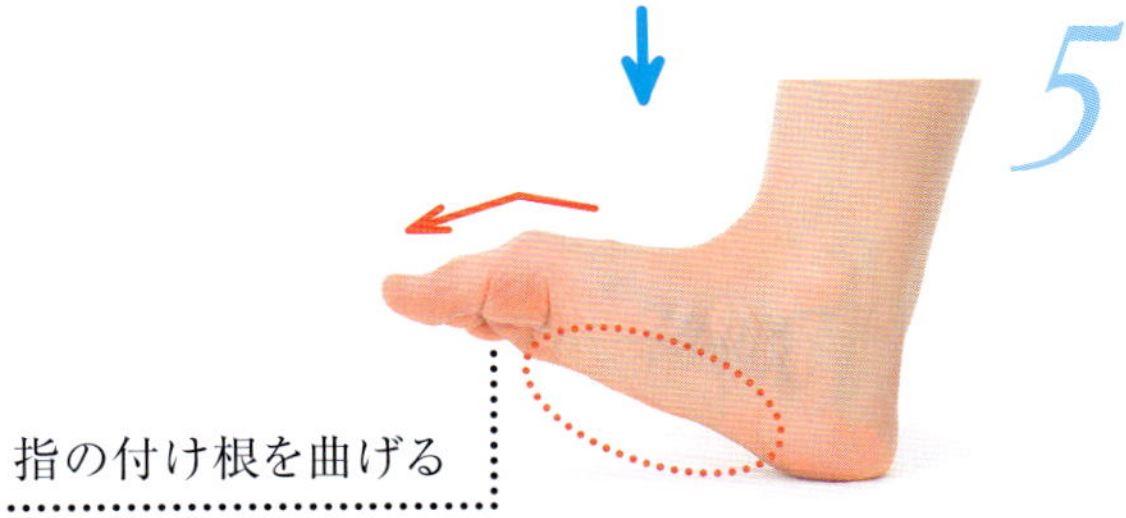

最後に、床をつかむようにアーチに力を入れ、すべての指の付け根（MTP関節）を曲げ、ぎゅっとつま先を持ち上げます。右足・左足を各５回行います。

5回（20秒）×左足　5回（20秒）×右足

3セット 2分!

スタスタ体操（P 68～73）が
うまくできない、
むずかしい運動が苦手な人に!!

もっとゆったり　らくちん

やさしい楽スタ体操

長らく運動から遠ざかっていると、足の筋肉をのばすのもひと苦労。無理をすると思わぬケガをすることになりかねません。そこで、P68～73で紹介した3つの体操が少しでもキツいと感じる人は、負荷を下げたやさしい「楽スタ体操」から始めましょう。少しずつ柔軟性、アーチ、筋力を取り戻していけば、やがてスタスタ歩ける足を手に入れることができるはずです。

楽スタ体操 1

足首の柔軟性アップ！座ったままできる

ふくらはぎのばし

直立した状態で体重をかけるのがむずかしい場合は、床に座った状態でもふくらはぎをのばすことができます。両足をのばすのがキツいときは、片足だけあぐらをかく体勢でかまいません。床が硬い場合はヨガマットなどを敷き、フェイスタオルを1枚用意すれば準備OK。

こんなことも改善！

タコ　アーチ　冷え　むくみ

1

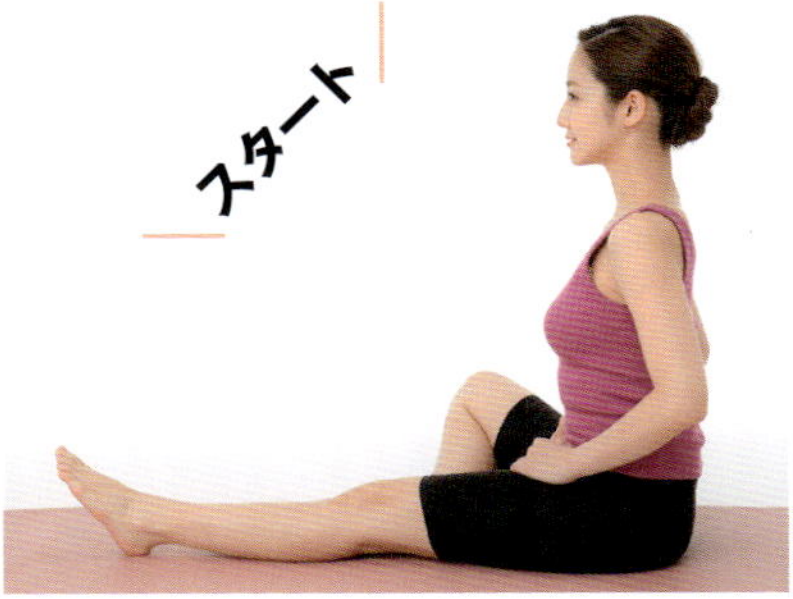

床に腰をおろし、片足だけあぐらをかく体勢に。背筋はまっすぐのばします。

2

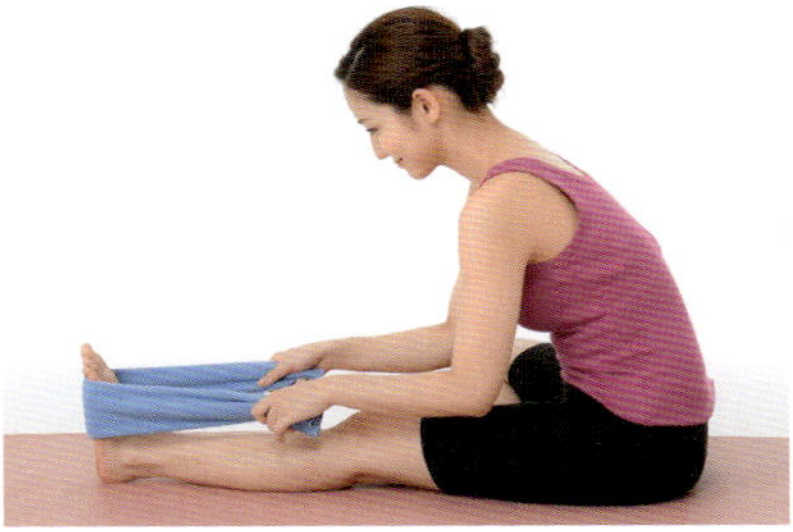

用意したタオルを足のつま先にひっかけて、両端を持ちます。

3

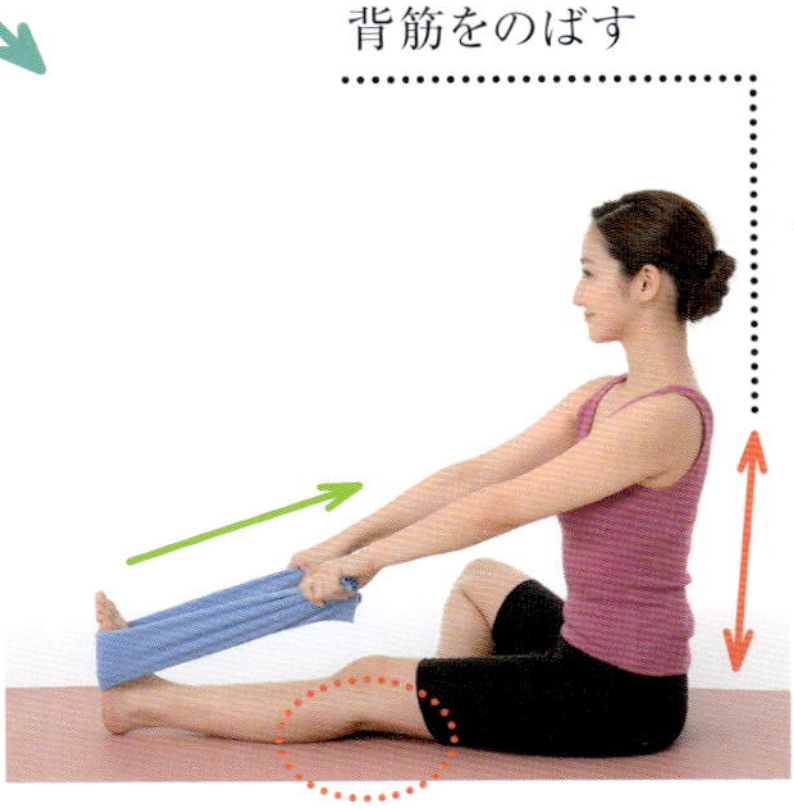

反動をつけずに足を手前に引っ張ります。息を止めないのがポイント。右足も同じように行います。

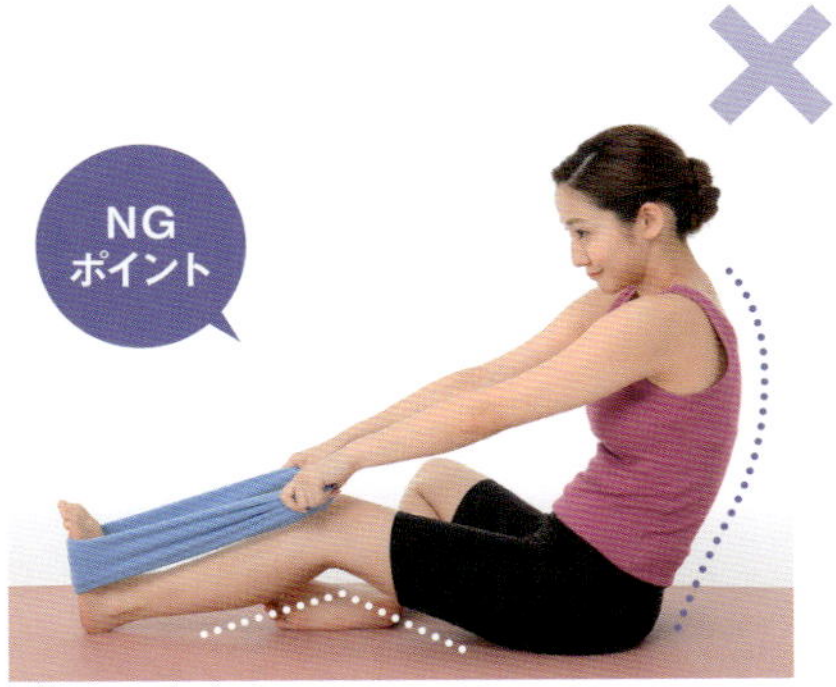

ヒザや背筋が曲がってしまうと、ふくらはぎが十分にのびないので注意。

20秒×左足　20秒×右足

▼

3セット 2分!

楽スタ体操 2

土ふまずのかたちを改善！
カンタンにできる 足首上げ下げ

「足首サッサ」体操が思うようにこなせない人は、床を使わない足首の上下体操から始めましょう。片足を組んだ状態で椅子に座り、ふくらはぎの内側の筋肉に効くよう意識しながら、足首を上下に動かします。

こんなことも改善！

関節の柔軟性　タコ　冷え　むくみ

スタート

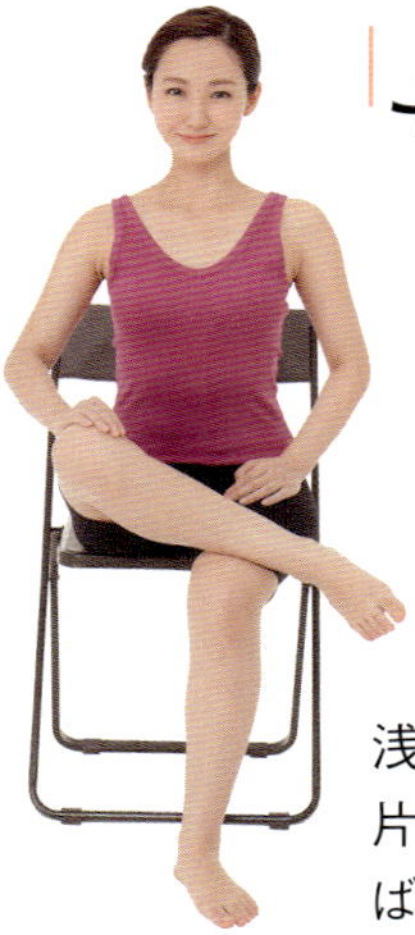

1

浅めに椅子に腰をおろして、片足を組みます。背筋をのばし、リラックス。

2

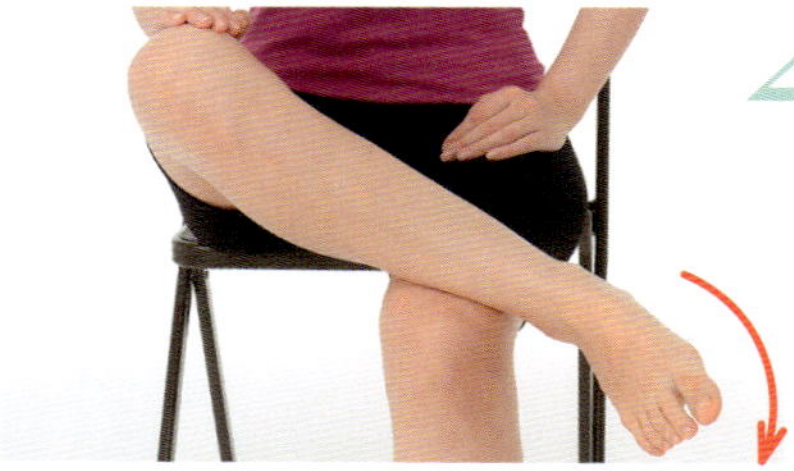

組んだ側の足のつま先を、ゆっくりと下に向けます。このとき、つま先までまっすぐのばすのがポイント。

内側から見たところ

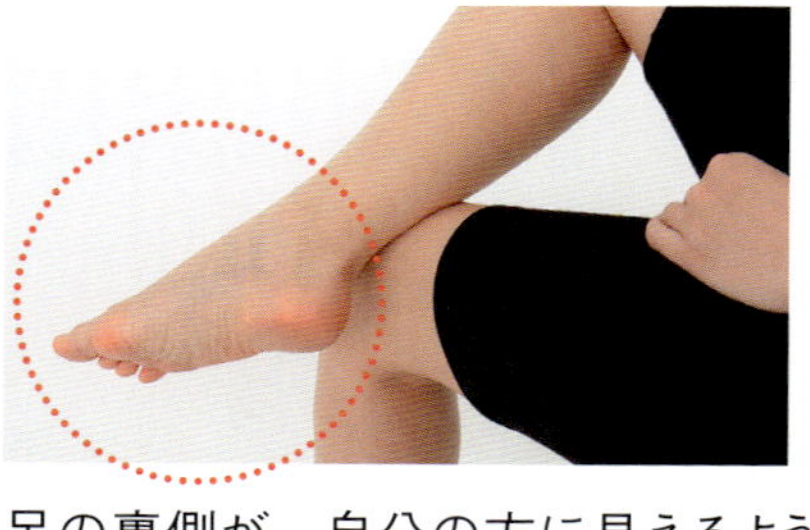

足の裏側が、自分の方に見えるように保ちながら下ろします。

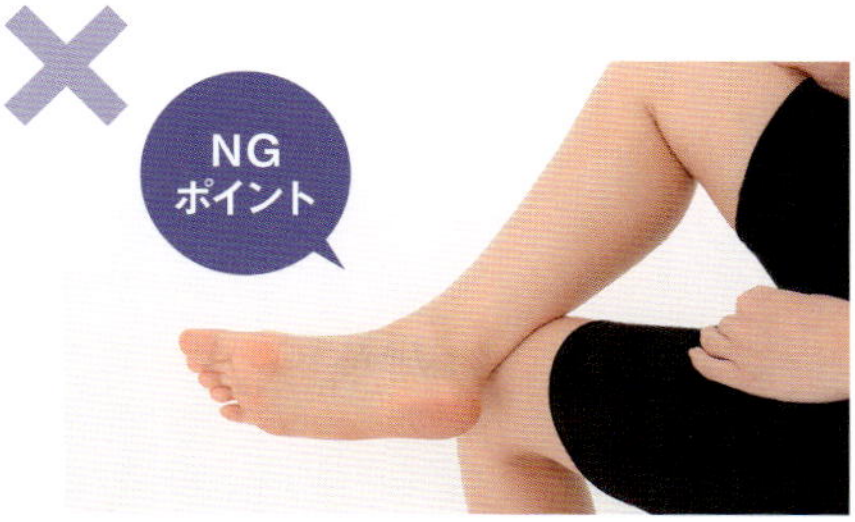

ひねりが足りないと、顔の位置から足裏が見えません。
足の裏を天井に向けるようにして行いましょう。

3

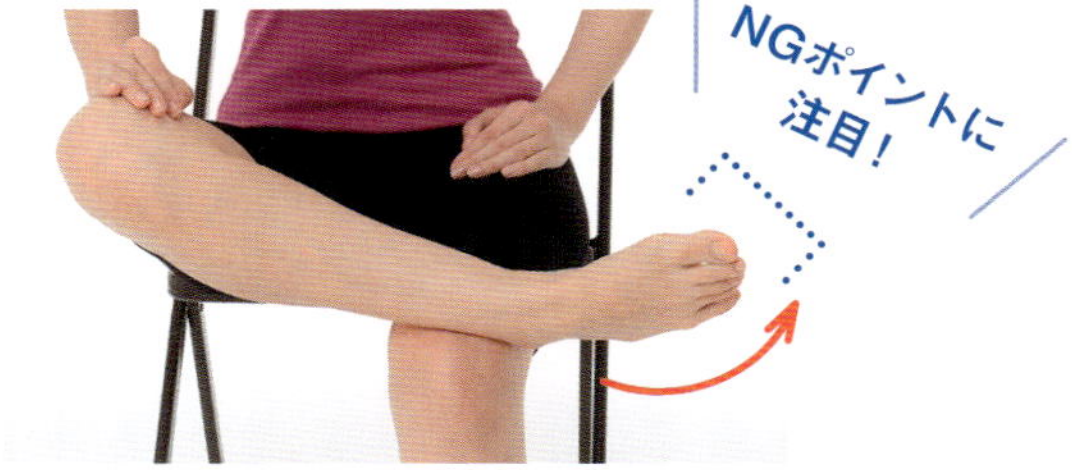

今度は逆に、上方向につま先を向けます。軽く足で拳をつくるように。

内側から見たところ

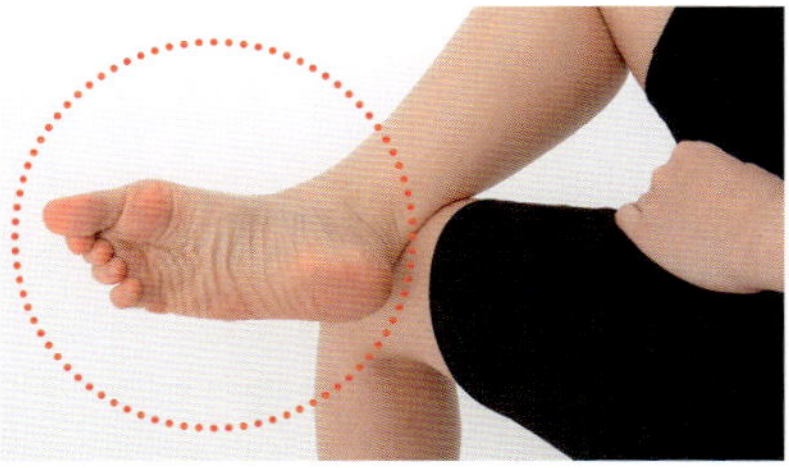

足の裏が自分に見える角度まで、しっかり持ち上げます。

20秒×左足　20秒×右足

3セット2分！

楽スタ体操 3

足裏の筋力アップ！ カンタンにできる タオルギャザー

「足裏そらし」体操で、足の指をにぎり込む感覚がつかみにくい場合は、タオルを用いるといいでしょう。最初のうちは筋肉痛を起こすこともあるかもしれませんが、それは足裏の筋肉が鍛えられている証拠です。

こんなことも改善！

血流　冷え　むくみ　爪　タコ　アーチ

1

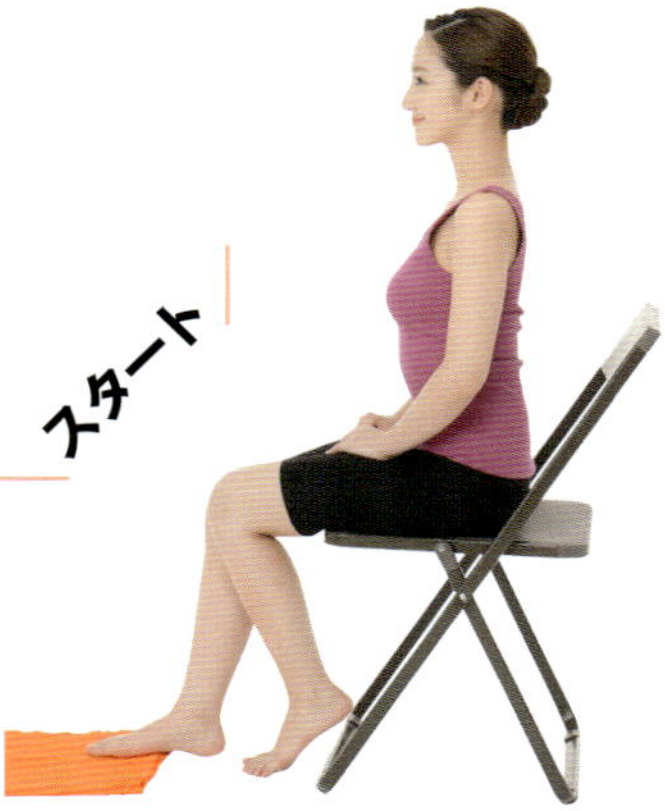

椅子の前にタオルを敷いて、浅めに腰をおろします。右足をまっすぐ半歩前に出し、タオルの上に。

↓

2

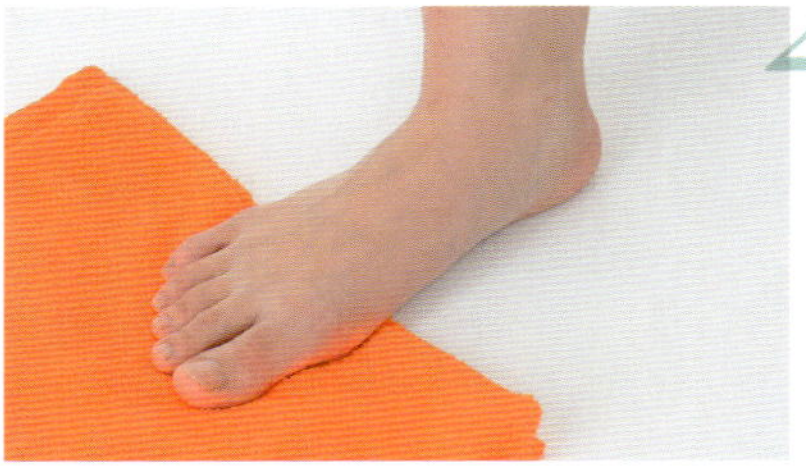

親指の下の腹の部分が、タオルの端にかかるよう調整してください。

↓

3

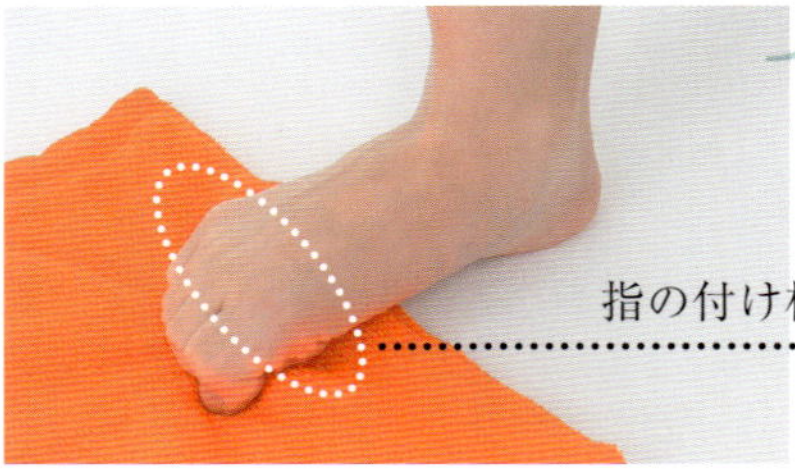

ぎゅっとタオルをにぎります。指先ではなく、指の付け根（MTP関節）から曲げ、タオルをつかむのがポイント。

↓

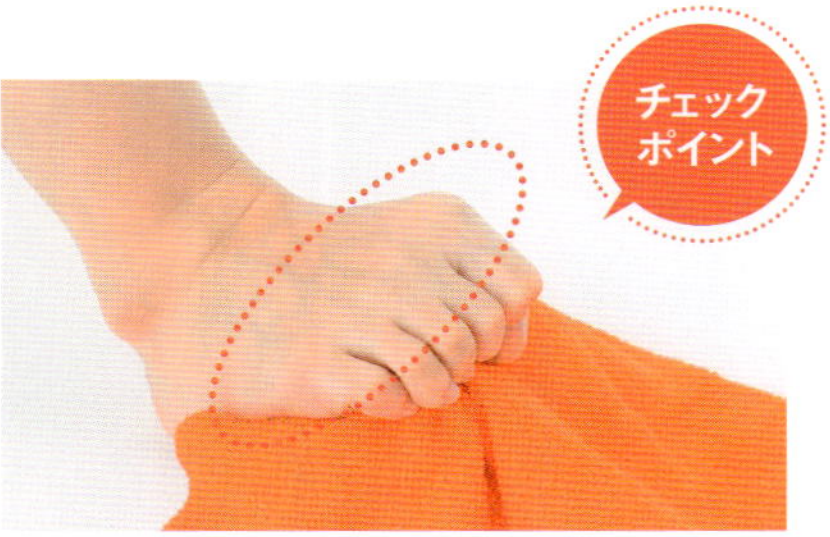

足で拳をつくるようなイメージでタオルをにぎってください。指の付け根（MTP関節）からしっかり曲げましょう。

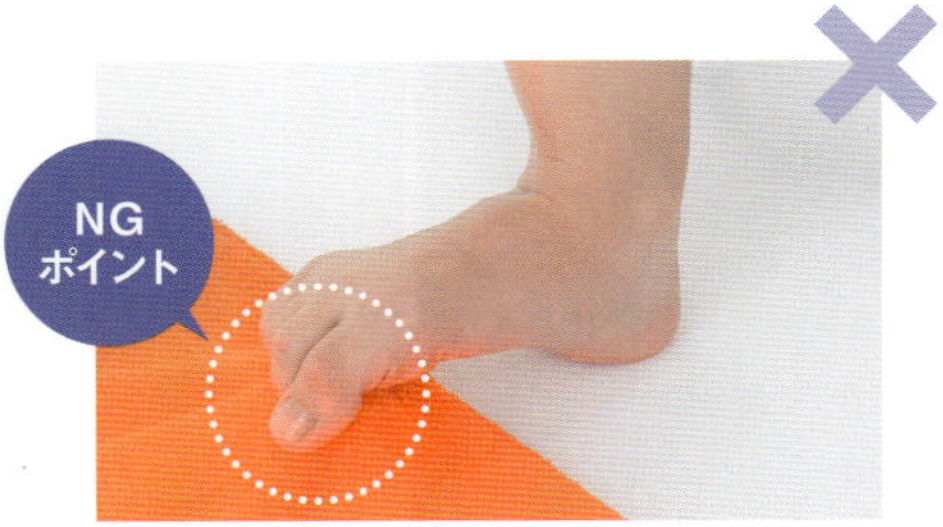

指先だけでタオルをにぎっても、アーチをつくる筋肉を鍛えることができず、効果は半減してしまうので注意しましょう。

4

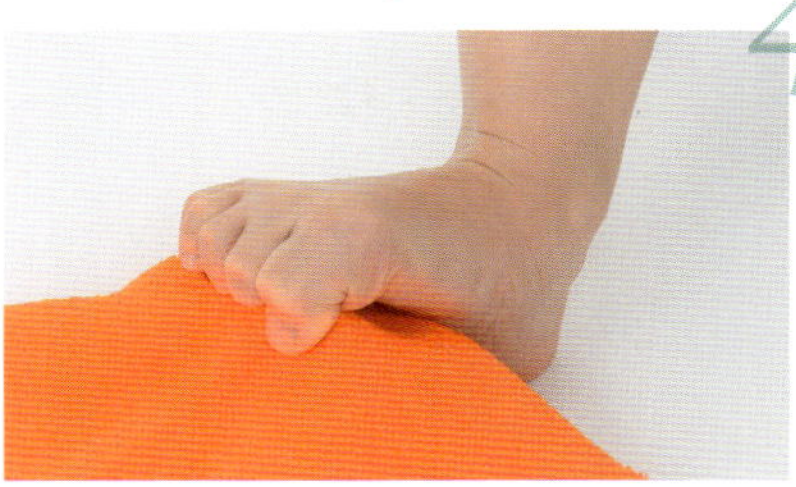

そのまま5本の指を使ってタオルを引き上げます。かかとが浮かないよう注意してください。

5

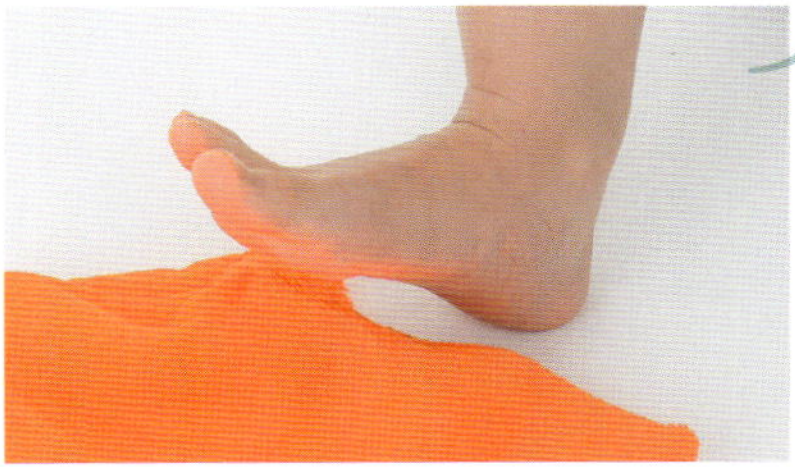

５本の指を勢いよくぱっと開いて、タオルを離します。

5回（20 秒）×左足　5回（20 秒）×右足

3セット２分！

スタスタ体操を動画でご覧になりたい方は、グーグルで
YouTube「アスコムチャンネル」を検索していただくか、
上記のＱＲコードを読み込んでください。

第3章

足寿命が延びれば健康寿命も延びる!

足はトラブルの宝庫！ データからわかる深刻な〝悩み〟

足はあまり観察する機会がない部位でありながら、日々さまざまなトラブルに見舞われています。

そこで、東京の世田谷区《せたがや》に住む高齢者のフットヘルスを調査することを目的に行われた「世田谷フットヘルスプロジェクト」が、興味深いアンケート結果をまとめているので紹介します。


足に関するトラブルは大まかに、「足全体」に関するもの、「爪」に関するもの、そして「皮膚」に関するものの3つに分類できます。

計676名（男255名、女421名）を対象に実施されたこのアンケートによれば、たとえば**足全体にトラブルを抱えている人は62・2％と過半数にのぼり、腫《は》れや**

【世田谷フットヘルスプロジェクト・アンケート結果】こんなに多い足のトラブル

	発生しているトラブル	症状がある人の割合
足全体	足の腫れ・むくみ	35.1%
	足の冷え	34.6%
	足指の変形	21.6%
	足のしびれ	18.8%
	足指の色が悪い	12%
足の爪	肥厚爪	34.6%
	巻き爪・陥入爪	32.1%
	爪の白濁	16.4%
	爪の脱落	8.9%
	爪ののびすぎ	7.4%
足の皮膚	皮膚の乾燥	36.5%
	タコ・ウオノメ	15.2%
	かかとなどのひび割れ	5%
	皮膚の水泡	2.1%

※このアンケートは、世田谷区の高齢者のフットヘルス（フットフレイル）の現状を明らかにする目的で行われた。対象:訪問看護、デイサービスの利用者676名(男255名、女421名、81.7±10.2歳）に対して、紙面アンケートならびにwebアンケートにて実施。家族構成や既往歴、要介護度を含む基礎情報と、足トラブルの発生状況やフットケア実施頻度についての調査を行った。

むくみ、冷えに悩んでいる人が非常に多いことがわかります。

また、足の爪に関する悩みは、肥厚爪《ひこうつめ》がトップ。これは爪が前に正常にのびず、厚くふくらんでしまう症状で、何らかの理由で爪が割れたり剝《は》がれたりした際に生じるものです。

足がいかにトラブルの宝庫であるかを示す結果と言えるでしょう。あなたが抱えている足のトラブルは、実は他の多くの人と共有している悩みかもしれません。

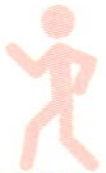

「歩く」ことは病気を予防する！世界が注目する「中之条《なかのじょう》研究」

「おとろえは足からくる」とよく言われます。

年齢を重ねるにつれて足腰が弱っていくのを実感している人が多いことは、先ほどご紹介した「世田谷フットヘルスプロジェクト」のアンケート結果からも明らかでしょう。

加齢は誰しも抗《あらが》えないものです。

そこで足腰の老化を少しでも予防するために、毎日できるだけ長い距離を歩いたり、なるべく階段を使うように心がけたり、人はさまざまな努力をしています。

足にかぎらず、使わなければ次第におとろえていくのは当然のこと。だからこそ、定期的な運動は心身の健康を保つために不可欠です。

しかし、「歩くことは健康にいい」という漠然としたイメージはあっても、具体的にどのような健康効果があるのでしょうか。たとえ万歩計を毎日持ち歩いたとしても、いったいどのくらいの距離を歩けば効果があるのかよくわかりません。

そこで注目されているのが「中之条研究」です。

中之条研究とは、群馬県にある中之条町で2000年から実施されたモニタリング研究のこと。

中之条町で暮らしている**65歳以上の住民およそ5000人を対象**に、日頃の運動の頻度《ひんど》や生活習慣、睡眠時間、食生活など、健康に関する詳細な調査が、**15年以上にわたって行われました。**

さらにこの調査では、被験者5000人のうち、2000人に対しては血液検査や遺伝子解析を実施し、さらに詳しく健康状態を調査。

そのうち500人には身体活動計を携帯させ、毎日の歩数とそのスピードを365日にわたって記録しています。

世界でも類を見ないこの詳細な研究により、どのような運動をどのくらい行えば健康維持に役立つのかが、具体的に突き止められたのです。

結論から言えば、健康を維持・増進するためには、1日平均8000歩以上歩くことが理想的。

また、ただ歩くだけでなく、早歩きなど中強度の活動が20分以上ふくまれていれば、さらにさまざまな病気に対する予防効果が得られることがわかりました。

【中之条研究】
1日あたりの歩数で予防できる主な病気

歩数	早歩き時間	予防できる病気・病態
4,000歩	**5分**	●**うつ病**
5,000歩	**7.5分**	●**要支援・要介護** ●**認知症**（血管性認知症、アルツハイマー病） ●**心疾患**（狭心症、心筋梗塞） ●**脳卒中**（脳梗塞、脳出血、くも膜下出血）
7,000歩	**15分**	●**ガン**（結腸ガン、直腸ガン、肺ガン、乳ガン、子宮内膜ガン） ●**動脈硬化**　●**骨粗しょう症**　●**骨折**
7,500歩	**17.5分**	●**筋減小症** ●**体力の低下**（特に75歳以上の下肢筋力や歩行速度）
8,000歩	**20分**	●**高血圧症**　●**糖尿病**　●**脂質異常症** ●**メタボリック・シンドローム**（75歳以上の場合）
9,000歩	**25分**	●**高血圧**（正常高値血圧）　●**高血糖**
10,000歩	**30分**	●**メタボリック・シンドローム**（75歳未満の場合）
12,000歩	**40分**	●**肥満**

※中之条研究（東京都健康長寿医療センター研究所）を基に作成

ここでいう中強度の活動とは、うっすらと汗ばむ程度の速さで歩くことを意味しています。ウォーキング以外でいえば、雑巾《ぞうきん》がけやラジオ体操など、多少息がきれてもどうにか他人と会話ができる程度の運動のことです。

たとえば、1日2000歩の歩行量を維持するだけでも、筋肉のおとろえを防ぐことができ、結果として寝たきりになるリスクを軽減することができます。

1日4000歩では、運動による血流促進はもちろん、風景や環境の変化が脳にあたえる刺激がリフレッシュ効果を生み、うつ病予防の効果が認められました。

1日7000歩歩けば、血流が維持されることによって血管が鍛えられ、ガンや動脈硬化に対する予防効果があります。さらに、鍛えられるのは血管や筋肉だけでなく骨も同様であるため、骨粗《こつそ》しょう症《しょう》や骨折を防ぐ効果も期待されます。

そして、１日８０００歩歩けば、高血圧症や糖尿病、脂質異常症の予防にまで効果がおよぶと、中之条研究では結論づけられています。

世界中の足病医がこの結果に注目したのは、あらためて歩くことの健康効果を具体的なデータで証明したからにほかなりません。

歩行は全身運動であり、物理的に体が鍛えられます。また、さまざまな風景にふれることで脳の働きを活性化させ、発見や気づきによる刺激が精神のケアに役立ちます。つまり、歩くことは心身の両面に働きかける効果があるのです。

さらに興味深いのは、身体活動計を持っただけで、人は意識的に歩く機会を増やす傾向にあると確認されたことでしょう。

中之条研究の被験者は、身体活動計を携帯したことで、以前より平均して１日２０００歩ほど歩数が増えたといいます。つまり、万歩計を持つことで、歩数をかせぐモチベーションが生まれたわけです。

なお中之条町では、この研究を通して住民の健康状態がアップしたことにより、国民健康保険医療費の抑制につながりました。

一人ひとりが健康寿命を維持することは、医療費負担による自治体の財政悪化にまで効果を発揮するのです。

あなたもぜひ、いつまでも健康な足を維持できるよう「スタスタ体操」に挑戦してみてください。

なぜ歩くことによって うつや認知症を予防できるのか？

毎日一定の距離を歩くことが、フィジカル面だけでなくメンタル面への効果も期待できることは、すでに述べた通りです。

たとえば、近年増加傾向にあるうつ病の治療に、ウォーキングが取り入れられていることをご存じでしょうか。

そもそも運動は筋肉や血流だけでなく、さまざまな部位に影響をあたえます。

脳もそのひとつで、**運動によって血流が上がると、記憶を司《つかさど》る「海馬《かいば》」という部位が大きく発達することがわかっています。**

それによって**認知機能が向上するほか、手足を規則正しくふって歩くリズムが、さらに脳内でセロトニンという精神を安定させる物質を分泌します。**

散歩をしていて「気持ちいい」と感じるのは、このセロトニンが分泌されている証拠なのです。

また、歩くことは認知症の予防にもつながります。

これも同じように、歩くことで脳に十分な血液が流れ込み、働きを維持することに理由があります。

脳の血流を維持することは、実は非常に大切なことです。なぜなら脳の神経細胞は血流不足に敏感で、一度失ってしまうと二度と再生しない性質があるからです。

定期的な運動をするのが困難な高齢者が、寝たきりになると一気に認知症が進むケースがよく見られるのは、まさにここに理由があります。

実際に中之条研究でも、よく歩く人ほど認知症を発症しにくいことが証明されており、日頃の運動習慣と認知機能は密接に関わっていることがわかります。

脳の機能を維持するためには、少々気分がふさぎこんでいるからといって、引きこもっていてはいけません。

認知機能のおとろえを感じて不安になったりしたときはなおさら、天気のいい日を選んで、ぜひ散歩に出掛けてみてください。

適度な運動と美しい景色によって、少しずつメンタルが整えられていくのを感じることができるでしょう。

「第2の心臓」ふくらはぎケアのすすめ

歩いているときに足に痛みを感じるのは、ある意味では当然のことです。なぜなら、着地するたびに、足には自分の体重以上の負荷がかかっているからです。

どれほど若くて健康な足の持ち主であったとしても、ハイキングやトレッキングなど、長い距離を歩いたあとであれば、ヒザや足首に痛みが生じるのはやむを得ないでしょう。

だからこそ、日頃からいかにケアをして足を労《いたわ》り、育てるかが大切なのです。

そこで注目していただきたいのが、ふくらはぎです。

「ふくらはぎは第2の心臓」とよく言われます。これはふくらはぎに一定の筋肉量があり、血流のポンプ機能を担っていることを意味しています。

本来のポンプである心臓は胸の位置にありますから、ここから下（足）に向けて血液を送り込むのは、体にとって比較的容易なことです。

逆に、**足から上半身に向けて血液をまわすためには、重力に逆らう強い力が必要です。そこで、ふくらはぎがそのポンプ役を担うことになります。**

ところが、ふくらはぎの静脈には血液の逆流を防ぐための弁がついていますから、筋肉がおとろえていたり、運動不足に陥って代謝が低下していたりすると、血液の流れが滞ってしまいます。

また、ご存じのように、ふくらはぎにはアキレス腱があります。第1章でも述べたとおり、アキレス腱もまた、年齢とともに柔軟性を失う部位のひとつです。

アキレス腱が硬くなると、血流のポンプ機能が働きにくくなり、むくみやすくなったり、つりやすくなったり、さまざまな症状につながります。

そうなると血行が悪くなるだけでなく、血栓《けっせん》が生まれる原因となるので注意が必要です。これはエコノミー症候群のメカニズムでもあります。

逆にいえば、**このポンプ機能を復活させてやれば、血行が改善し、さまざまな健康効果に直結します。**

では、加齢によって筋力が少しずつおとろえていくなかで、どうすればふくらはぎのポンプ機能を維持できるのでしょうか？

ふくらはぎをマッサージすればいいと考える人もいるかもしれません。たしかに、アキレス腱の周辺をやさしく揉み上げることで、むくみを改善したり、ストレッチ後の痛みを予防することにはつながるでしょう。

しかし、一時的な血行促進は望めても、それは根本的な解決にはつながりません。

それよりも、**本書がおすすめする「スタスタ体操」をこまめに行うことで、アキレス腱の柔軟性を維持するほうが効果的です。**

アキレス腱は一度硬くなっても、毎日ストレッチをつづければ、再び柔軟性を取り戻すことができます。

本書の解説を参考に、ぜひ毎日の習慣に第2章の「スタスタ体操」を取り入れてみてください。

足首が硬くなることで生じる“負”のスパイラル

年齢とともに硬くなるのは、筋肉や腱ばかりではありません。足首の関節もまた同様です。


「足首が硬い」とされる状態には、大まかに2つのパターンがあります。

それは、関節そのものが傷んで硬くなっているケースと、足首を引っ張っているアキレス腱が硬くなっているケースです。

もともと関節の軟骨は、関節を支え、安定させる筋力がおとろえることですり減りやすいもの。関節が消耗品と言われるのはそのためですが、これを予防するためには、関節の柔軟性と筋力の両方を維持する必要があります。

では、足首の関節が硬くなると、どのような弊害が生じるのでしょうか？

まず、**足首がうまく機能しなくなると、歩行のときの運動効率が低下することになります。場合によっては歩くフォームが大きく乱れ、それがヒザや腰などほかの部位を痛める原因にもなってしまうので注意が必要です。**

また、足首自体の関節も炎症を起こし、腫れてしまうこともあります。

こうなると歩くのがいっそうつらくなり、外出する意欲を失ってしまうという悪循環――負のスパイラルが生じます。

もちろん、明らかな痛みを感じているのに、無理に歩こうとしてはいけません。

中之条研究においても、歩けば歩くほど健康効果が高まるわけではなく、人によっては８０００歩以上歩くと、かえって関節を傷めたりするなど、逆効果になるケースも見られました。

あくまでも自分の体調と相談しながら、快適に歩けるペースを見つけることが大切です。

歩くのがむずかしい状態のときは、自宅でじっくりとスタスタ体操に励み、足のおとろえを予防しましょう。

また、長い距離を歩いたあとは、足首をぐるぐるまわしたり、アキレス腱をのばしたり、あるいはマッサージで血流を促進したりと、日頃から十分なケアを行うことを習慣づけてください。

「冷え」の原因を根本から解決！血管はいくつになっても鍛えられる

世の中には年齢を問わず、冷え性に悩んでいる人が大勢います。

とくに筋肉量の少ない女性はなおさらで、寒い冬場など、あまりの冷えに靴の中で足の指が感覚を失っているようなこともあるでしょう。

そもそも「冷え」とは、主に血流の滞りによって、足先の体温が維持できない状態のことを意味します。

これには毛細血管が細いなど、先天的な要因が影響しているケースもあれば、ホルモンバランスや自律神経の状態によって、血管が一時的に収縮して起きることもあります。

極度のストレスを感じたり、緊張したりすると手が冷たくなることがあるのは、まさにこの理由によるものです。

こうした冷えを解消するために、やはり歩くことは大切です。

中之条研究でも、中強度の運動を交えたウォーキングは代謝を上げ、脂肪を燃焼させる効果が認められており、結果的に体温の上がりやすい状態に体を保ちます。

具体的には、筋肉は血流を必要とする組織であるため、運動によって刺激を与えれば、それだけ血液を呼び込むことになるのです。

代謝が落ちると、体に脂肪がたまりやすくなることはみなさんもよくご存じでしょう。そのまま放置していると、高血糖や高血圧、脂質異常、さらには動脈硬化などのリスクが高まります。

だからこそ、冷え性に悩んでいる人は、筋肉を用いて血管を育てるように意識することが大切です。

血管や自律神経は、いくつになっても鍛えられるので、あきらめずに足を若返らせるよう努力しましょう。

第2章の「スタスタ体操」を習慣的に継続すれば、次第に冷えやむくみが解消し、足から体が若返っていく実感が得られるはずです。

日々の悩みを解消するためにも、ぜひ実践してみてください。

壊死《えし》につながる重篤《じゅうとく》な疾病《しっぺい》「足の心筋梗塞《しんきんこうそく》」とは？

驚かれるかもしれませんが、足も「心筋梗塞」を起こすことがあります。

心筋梗塞とは本来、動脈硬化によって心臓に十分な血液と酸素を送ることができなくなり、心筋が壊死してしまう病気のこと。これと同様の現象が、足にも起こり得るのです。

心臓から足へと向かう血管が詰まってしまう症状は、とくに糖尿病にかかっている人に多いものです。

当初はしびれや冷えなど、ささいな症状から始まります。

ところが、そのまま対処することなく放置していると、さらに血流が悪化し、少しずつ足の指が血色を失っていきます。

いわばこの段階は、足の狭心症《きょうしんしょう》（心筋が酸素不足に陥り、一時的な痛みや圧迫感が起きる疾病）と言ってもいいでしょう。

この状態に陥ると、**歩いているだけでも、ふくらはぎに痛みを感じるようになります。**そうなると、じっとしているだけで痛みが生じるようになるのも時間の問題です。**さらに症状が進むと、やがて足の指先から壊死してしまう――というのが「足の心筋梗塞」です。**

昨年、世界の糖尿病人口が、ついに4億人を突破したことがニュースになりました。そればかりか、このままのペースで進めば、30年後には7億人に達するとの試算もあります。なんとも恐ろしいニュースですが、これから超高齢社会を迎える日本にとって、これは決して他人事ではありません。

スタスタ歩けなくなると、さまざまな病気を誘発します。また逆に、痛風などの病気による痛みが原因で、歩けなくなってしまうこともあります。つまり両者は、密接に結びついた関係にあると言えます。

すべての健康の源《みなもと》は、歩くことから。そのためにもスタスタ体操を行い、しっかり歩ける若々しい足を維持することが大切なのです。

足の健康寿命を延ばして「フットフレイル」を予防しよう

近年では、さまざまな分野で**「フレイル」**という言葉が用いられるようになりました。

これは加齢によって心と体の働きがおとろえ、生活状態が阻害されて、脆弱《ぜいじゃく》性が出現した状態を意味する言葉です。しかし、その一方で、適切な介入により、再び生活機能の向上が可能な状態とされています。

たとえば、老化によって食べ物が自力でうまく咀嚼《そしゃく》できなくなることを「オーラルフレイル」と呼んだりしますが、足にもやはり**「フットフレイル」**という状態は存在します。

本章ではここまで、足寿命を保つことで得られる効果を解説してきました。

逆にいえば、体力を失い、外出の機会が減り、運動から遠のいてしまうと、フットフレイルからさらに要介護状態に、ますます近づくことになります。

その第1段階は、日々の活動量が低下することで迎える**「社会的なフレイル期」**。

第2段階は、足のむくみや巻き爪、疲労感などによって歩行意欲がおとろえてしまう**「足のフレイル期」**。

第3段階は関節の可動域が制限されたり、筋肉がおとろえたりすることによって歩行機能全般が低下してしまう**「歩行のフレイル期」**。

そして第4段階は、寝たきりの要介護状態を示す**「障害期」**です。

こうして段階を追って見てみると、すべての始まりは活動量の低下にあることがわかります。

フットケアでフレイル予防

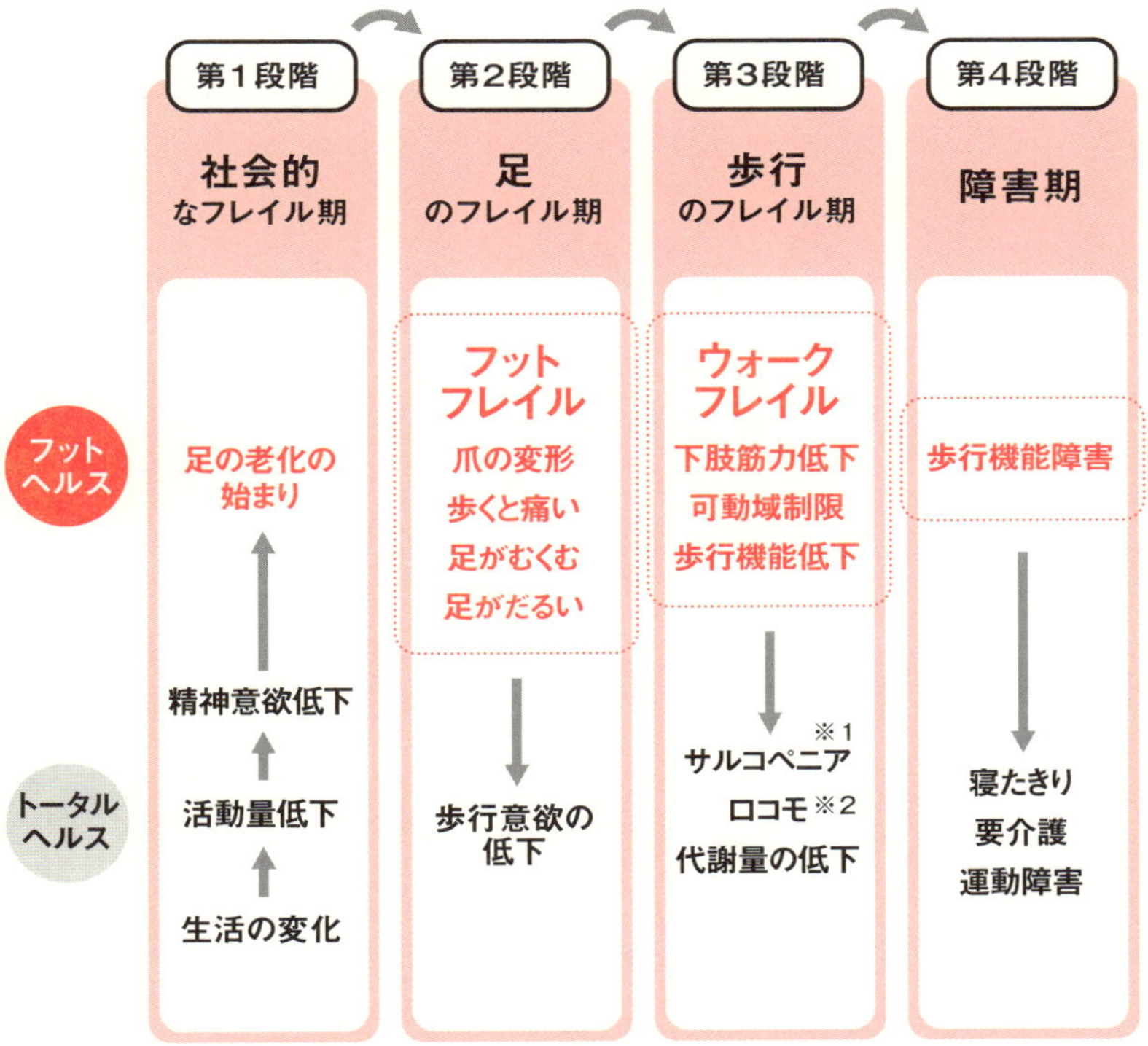

※１ 加齢によって生じる骨格筋力の低下。
※２「立つ」「歩く」などの移動機能が低下している状態。

それによって足腰が弱まってしまうと、状態はどんどん悪化してしまいます。

こうした事態を防ぐためにも、自由に歩けるいまだからこそ、フレイル状態にならないために、またフレイルから先に進まないために、３つのスタスタ体操を実践して、足寿命を延ばす努力をしてみてください。

最初は生活のなかで無理なく取り入れられるレベルから始めれば、次第に足の機能がよみがえっていく実感が得られるはずです。

すると毎日のスタスタ体操にもやり甲斐《がい》が生まれ、歩くことがいっそう楽しくなるでしょう。

このようにポジティブなスパイラルを育《はぐく》んでいくことが、何よりのフットフレイル対策につながるのです。

第４章

もっとスタスタ歩きたい人の足ケア＆ライフスタイル

軽やかな足の運びをサポートする「正しい靴」の選び方

ここまでは足を整えることの大切さと、そのための具体的な体操のやり方などについて解説してきました。

しかし、足は毎日欠かさず使うものですから、日常生活のなかでも配慮すべき点がいくつかあります。

たとえば、みなさんは新しい靴を買うとき、どのようなポイントを基準に選んでいるでしょうか？

身に着けるアイテムなので、もちろんデザインは大切です。しかし、ファッション性を重視するあまり、足に余計な負荷を強いているようでは、足寿命を維持することはできません。

そこで、足を健康な状態に保つために、靴を選ぶときには次のポイントを意識するようにしてください。

〈サイズ〉

●つま先の〝遊び〟は１～１・５センチ程度を目安に

自分の足に正しくフィットするサイズを選ぶことは、靴選びにおいて何より大切なポイントです。

ところが、大人になってから足のサイズを測定したことがある人は、ほとんどいないのではないでしょうか。多くの人は「いつも24センチの靴を買っているから……」というように、足のサイズを決めつけているのではないでしょうか。

ぜひ一度、あらためて現在の足の正確なサイズを測ってみてください。

その上で、実際に靴を試し履きしたときに、重要となるポイントがあります。

まずは、しっかりとホールドされて、靴のなかで足がズレないこと。つま先部分の

遊び（余裕）は1～1・5センチ程度。親指を軽く曲げられるサイズが理想でしょう。

ただし、メーカーやデザイン、素材によっても締めつけ感は変わるので、その前後も含めた複数のサイズを試してみることをおすすめします。

靴を試着して店内を歩いてみたとき、**甲の部分とかかとの部分がしっかりホールドされている感覚**が得られるのが適正サイズです。

靴を窮屈に感じたり、歩くたびに、かかとがぶかぶかするようなら、サイズを選び直すようにしてください。

〈靴底〉

●硬すぎず、やわらかすぎないのが第一条件

靴底の仕様も重要です。底が硬すぎるものを選ぶと、足が地面に着地する際、その衝撃を十分に吸収することができず、結果的にヒザや足首に余計な負荷がかかることになります。

足の健康を優先するなら、ゴム底のスニーカーがベストですが、フォーマルな席で

はそうもいきません。

革靴を選ぶときは、靴底が硬すぎずやわらかすぎず、足の動きに合わせて柔軟に曲がってくれるものを選びましょう。

また、靴の中のインソールは、前足部にクッション性があり、足のかたちに合わせているものがベストです。

〈デザイン〉

●靴紐《くつひも》でしっかり固定できるものがベスト

デザインについては人それぞれ好みがあると思いますが、専門医の視点からすれば、**少しファッション面を妥協してでも、紐やマジックテープなどでしっかり固定できるものをおすすめしたいところです。**

歩行の際に体重を十分に支え、適切な体重移動を行うためには、靴と足が自然に固定されている必要があります。

その意味で、女性の場合はハイヒールよりもブーツのほうが望ましいと言えるかもしれません。どうしてもハイヒールを履く必要がある場合は、足首を固定できるアンクルバンド付きのものであれば、足への負荷を軽減できるでしょう。

〈つま先〉

●あなたのつま先はどのタイプ?

つま先部分の形状についても、単にデザイン重視で選ぶのではなく、自分のつま先のシルエットに合った靴を選ぶことが大切です。理想はトウボックス(靴のつま先)の部分が広く、中で足の指があたらないものといえるでしょう。

なお、人のつま先の形は、大きく**「エジプト型」「ギリシャ型」「スクエア型」**の3タイプに分類されます(115ページ参照)。

日本人にもっとも多いのが、親指が一番長いエジプト型。この場合は親指部分から小指にかけて斜めに、すっきりと短くなるオブリーク型の靴を。

2番目の指がもっとも長いギリシャ型の人は、つま先の中央部分を頂点に、左右対称にカーブを描くラウンド型を。

そして、親指と2番目の指の長さがほとんど同じに見えるスクエア型の人は、つま先が四角いスクエア型の靴を選べば、より自然にフィットするでしょう。

靴を買う前に、まずは自分のつま先がどの型に当てはまるかを観察しておくことが、足の健康を守る秘訣なのです。

〈ハイヒールを選ぶ際の注意点〉

●ヒールの高さは4センチ以下にとどめるべき

女性の場合はハイヒールを履く機会も多いでしょう。しかし、おそらく多くの方が実感しているように、ハイヒールは非常に足への負担が大きい履物《はきもの》です。

それでもヒールの高い靴を履く場合は、少しでも負担の少ないタイプのものを選ぶようにしましょう。

まず靴の中、足の裏が接する底の部分の生地について。

ハイヒールは常に傾斜の上に立つ姿勢になるため、**靴のなかで足が「すべらない」ことが重要です。**指先で触れてみて、つるつるした素材のものは避けるべき。スウェード生地などが敷かれているものがいいでしょう。

また、指先部分に緩衝材《かんしょうざい》が配置され、足のすべりを止めてくれる仕様であればなお理想的です。同様に、土ふまずの部分にふくらみがあるタイプも、足をすべりにくくする効果があります。

足まわりがしっかりと固定されるものを選ぶことが大切ですが、不安定なハイヒールは足首にも足裏にも不自然な負荷がかかります。**ヒールの高さは、できれば4センチ以下に抑えたほうがいいでしょう。**

また、こうしたパンプスタイプの靴は足の指がほとんど動かないため、冷え性を悪化させる恐れがあります。ＴＰＯに合わせて、必要最小限の使用にとどめることをおすすめします。

靴を選ぶ際に知っておきたい3つのつま先のタイプ

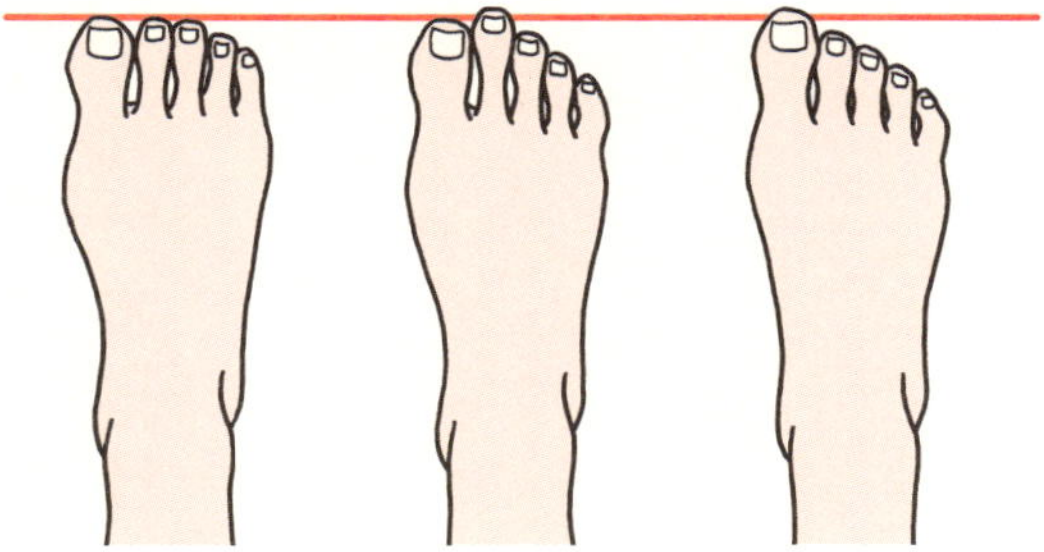

ハイヒールで足指に負担がかかる様子

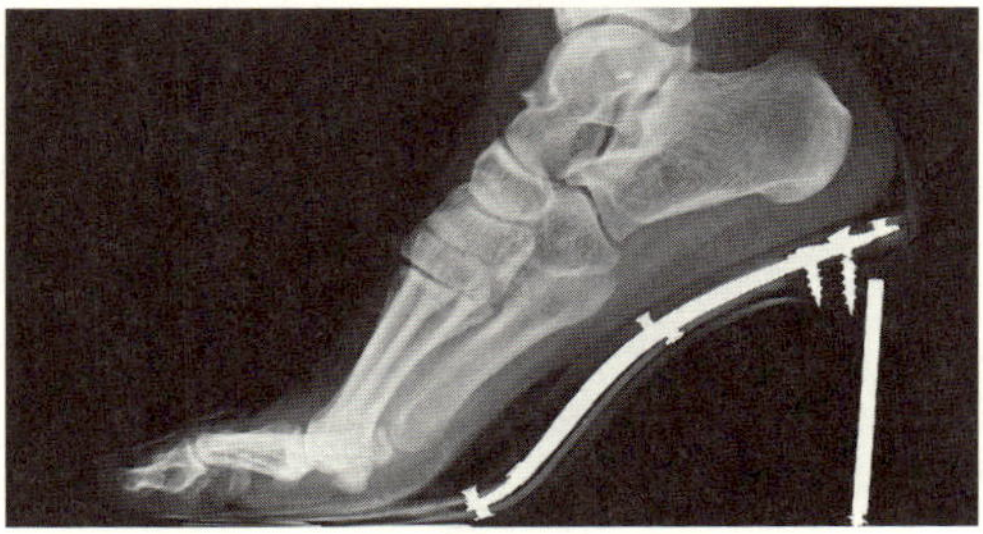

つま先に体重がかかり、足指がぎゅっと圧迫されることで、次第に関節が変形してしまうこともあります。

理想の補助具「インソール」を活用しよう

足は骨や筋肉、靭帯など複数のパーツが組み合わさって体重を支えています。ところが、加齢や運動不足などの理由から足のアーチが崩れてしまうと、体重を適切に支えることができなくなってしまいます。

そこで本書では足のアーチを維持し、歩行に必要な筋肉を整えるスタスタ体操をご紹介してきましたが、並行してぜひ活用したいのがインソール（121ページ参照）です。

インソールは足のアーチを支え、歩行の際の負荷を軽減してくれる非常に優れた補助具です。崩れたアーチを正しい形状にサポートすることで、地面を蹴る力がスムーズに伝達されるようになり、歩きやすくなります。また、衝撃が適度に分散されるため、足首やヒザ、腰への負担も抑えられます。

さらにインソールには、かかとを安定させる効果もあります。かかとが安定すると、足や体の方向を正しい角度に保ちやすくなり、スムーズに歩けるようになるのを実感できるでしょう。

インソールは、歩行時に足裏にかかる負荷を「点」ではなく、広く「面」で受け止めるための補助具です。しかし、実際には、まだまだ日常的に活用している人は少ない印象を受けます。

視力が下がればメガネをかけるのと同様に、加齢などによって歩きにくくなったり、痛みを感じたりする場合は、インソールで足をサポートすることをおすすめします。外反母趾に悩んでいる人にも、インソールは効果的です。

なお、インソールは１００円ショップなどでも購入できますが、全体重を支えつづけるものですから、安価なスポンジ製のものではすぐにへたってしまいます。効果を失ったインソールはかえって足に余計な負担を強いることになり、逆効果。

また、足の形も人それぞれで異なるため、細かく測定したうえでオーダーメイドするのが理想です。

日常的に長い距離を歩く人や、立ち仕事に就《つ》いている人などは、身近な専門医に相談し、自分の足に正しくフィットしたインソールを使うことをおすすめします。健康保険が適用されることもあるので、ぜひ問い合わせてみてください。

正しい足のメンテ術①
爪は短く切りすぎないこと！

巻き爪や陥入爪《かんにゅうそう》などの爪のトラブルに悩む潜在患者数は、1000万人にもおよぶといわれています。

実際に、高齢者施設の利用者の96・5％が足の爪に何らかの異常を抱えているとのデータもあり、爪のケアは非常に重要であると言えます。

しかし、足の爪の正しい切り方を知っている人は、意外と少ないのではないでしょうか。

手の爪と足の爪では、指に対する体重のかかり方が異なるため、爪の整え方も変わります。

手の場合は、指先の形にそってラウンド状に爪を整え、深爪さえしなければそれで問題ありません。

ところが足の指は、体重がかかるたびに肉が地面から押されて、前方や左右に盛り上がります。その際、爪を短く切りすぎていると、歩くたびにせり出た肉に爪が刺さり、ひどい場合は炎症を起こしてしまうこともあります。

これはゲレンデにたとえればわかりやすいでしょう。雪の上を長靴（短い爪）で歩くと、足はすっぽりと雪に沈んでしまいます。しかし、スキー板（長い爪）を着用していると、足は雪に沈むことはありません。足の爪も同じことが言えるわけで、短く切ればその分、肉に埋まって爪が刺さりやすくなってしまいます。

そこで足の爪については、ラウンド状ではなく、スクエア型に切るのが正しいやり方です。爪の左右を、体重を支えるブリッジとして残したまま、先端だけを直線状に

カットし、最後に爪の角が引っかからないように、両端を丸めます。この切り方をスクエアオフといいます。

ここで注意しなければならないのは深爪で、足の爪を上から見たときに、親指の肉が見えないように爪を整えるのが理想です。

スクエアオフに爪を切るためには、爪切りもカッター部分が曲がった指用のものではなく、まっすぐの刃を備えたものを使用することが望ましいでしょう。

そもそも爪は何のためにあるのかといえば、体重を支える役割を担っていると言われています。

つま先にぐっと重心をのせたり、足を支えたりする際、負荷のかかる指先を爪が補強してくれているのです。指にかかる力に対し、爪は湾曲《わんきょく》しつつ支えようとします。

爪はもともと巻き気味に生える性質を持っています。巻き爪が発生するのは、爪に正しく負荷がかかっていないことが要因とも言えます。

このような爪の疾患に悩んでいる人の多くは、アーチの崩れによって不自然な負荷がかかっていることが原因のひとつと考えられます。

インソールは専門医のオーダーメイドが理想的

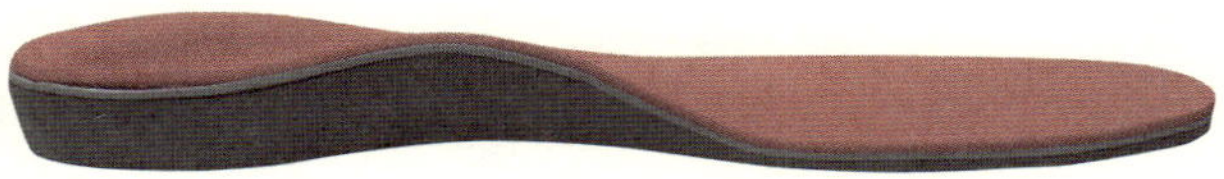

専門医に頼めば、一人ひとりの足裏の形に合わせて、足に余計な負担がかからないインソールをオーダーメイドすることができます。
※疾患であれば保険適用になる場合もあります

意外と知られていない正しい足の爪の切り方

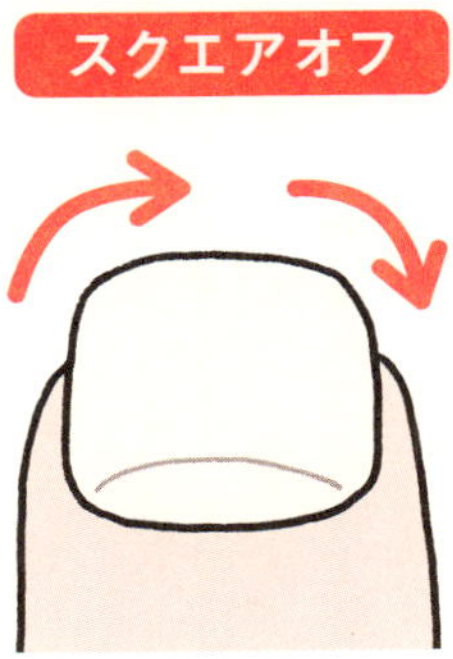

足の爪は、スクエアオフに切るのが正しい切り方。深爪に注意し、指の先端を押さえた時に肉が見えない程度に爪を残すのがポイント。

痛みを伴わない軽度の爪のトラブルは、特別なケアをしなくても、足寿命を延ばすスタスタ体操を行うことで解消できる可能性があるかもしれません。

しかし、症状が重度になると、巻いた爪が肉に刺さる陥入爪と呼ばれる症状を起こし、炎症を起こしてしまうこともあります。その場合は、早めに医師の診断を仰ぐようにしてください。

爪がのびる速さは人それぞれですが、爪切りの際にはぜひ、足の状態をよくチェックしてみることをおすすめします。

巻き爪による炎症や水虫はもちろん、小さな傷でも油断は禁物。なぜなら、足の指先は傷が治りにくい部位だからです。

心臓からもっとも離れた位置にある足は、どうしても血流が悪くなるうえ、常に靴の中で擦《こす》れているため、傷が治癒《ちゆ》しにくい傾向があります。ささいな切り傷ひとつでも、雑菌が入って化膿《かのう》することがないとは言えません。

普段は靴や靴下に覆われている足は、細かな異変を見逃しがちなところです。爪切りの際には、全体をしっかり観察して、トラブルの早期発見に努めましょう。

正しい足のメンテ術②
軽視してはいけないタコやウオノメ

自分の足をじっくり観察してみると、指先が思いのほか汚れていることに気づく人は多いのではないでしょうか。

逆に言えば、足というのは汚れに気づきにくい部位なのです。皮脂や靴下の繊維などが知らないうちに積もり積もっていたり、悪臭をため込んでいるようなことも珍しくありません。

入浴の際に、足の指先まで１本ずつ丁寧に洗う人というのは、あまりいないのではないでしょうか。

ときには不要な歯ブラシ、フロスなどを使って、爪の隅々まで汚れをかき出してやることも大切です。

さらに意外と見過ごされがちなのは入浴後です。全身の水気をバスタオルで拭き取り、髪の毛をドライヤーで入念に乾かしても、足の指の間までしっかり拭いている人はおそらく少数派でしょう。

足の指の間に湿気を残したまま放置しておくと、水虫の原因になることは言うまでもありません。実際、日々さまざまな患者さんと接していると、水虫を患《わずら》っていることに気づいていない人が、決して少なくないのです。

入浴後のていねいな拭き取りを習慣づけるだけでも、そうしたトラブルを予防する効果があると言えるでしょう。

また、タコやウオノメについても、痛みがないからといって軽視してはいけません。

タコとは、特定の場所に負荷や摩擦《まさつ》がかかりつづけることで角質が増殖し、皮膚が厚く、そして硬くなる症状のこと。

これに対し、ウオノメは中央に角質柱が発生し、その名の通り「魚の目」のように見えるのが特徴です。

軽度のタコについては、自分で削って対処しても基本的に問題はありません。

ただし、その際、軽石を使うと傷がつきやすいため、できるだけ目の細かいヤスリを用いるようにしてください。そして、**削ったあとは保湿して皮膚を整えてやることも忘れないようにしましょう。**

ケアをせずにほうっておくと、タコは次第に肥大化します。これは足の裏に「おはじき」を敷いて歩いているのと同じことで、歩く際のバランスに悪影響をおよぼしたり、皮膚に傷をつけたりすることもあるので注意が必要です。

重症化したタコや、自分で削ることに抵抗がある人は、病院で削ってもらうことも可能です。医師の手で一度削ってもらえば、その後のケアは比較的容易になるはずです。

一方、ウオノメは痛みを伴うケースが多いため、症状が重い場合は市販のウオノメパッドを使うか、専門医の治療を受けるなど、早めの対策を心がけてください。

しかし、いずれの症状であっても、タコやウオノメができる原因が解消されなければ、何度も同じことを繰り返すことになってしまいます。

アーチの崩れによって、特定の場所に不自然な負荷がかかりつづけていることに原因があるなら、体操や運動などを行って改善する必要があります。

また、サイズの合わない靴を履いているのが原因なら、自分の足にフィットした靴に履き替えるべきでしょう。

タコやウオノメを足の不調のサインと受け止め、根本的な改善策を考えてみるようにしましょう。

左ページにさまざまな足のトラブルが原因でできる「足裏のタコマップ」がありますので、ぜひ参考にしてみてください。

正しい足のメンテ術③
足はとにかく「保湿」が大切

そもそも年齢を重ねるにつれて、足の皮膚は硬くなり、脂肪が失われていく傾向があります。

若いころというのは、もっとも体重がかかる足の裏に、ふかふかのクッションを備

足裏のタコマップ

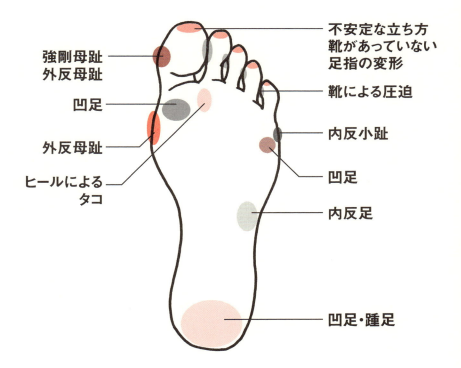

「凹足（おうそく）」とは甲がとても高く、土ふまずが十分に着地しない状態のこと。対して、かかとだけが着地することを「踵足（しょうそく）」と呼びます。このほか、くるぶしからつま先にかけて内側に傾いた状態を指す「内反足」、小指が外側に曲がるようにして変形する「内反小趾」、親指の第1関節部分が動きにくくなる「強剛母趾」などがあります。

えているようなもの。

それに反して、加齢によって弾力を失うと、地面からの衝撃を吸収できず、足の骨にダメージをこうむることも起こり得ます。年齢を重ねると、素足で床を歩くときに痛みを感じるのは、これが原因です。

実際にタコやウオノメは、老化が原因であるケースも多々見られます。

だからといって、特定の部位だけを狙って脂肪を補うのは不可能です。

しかし、皮膚については水分を補うことで、ある程度の弾力性を維持することができます。

その意味で、足を保湿するというのは、実はとても大切なことなのです。

お風呂あがりに乳液をつけたり、マッサージで皮脂の分泌を促したりして、あなたの足をいたわり、保湿することを心がけるようにしてください。

足裏の角質層は体の中でもっとも厚いと言われています。手や足の指はただでさえ、他の部位と比べて角質が何倍も厚く、そのぶん乾燥しやすい傾向があります。

おまけに日頃から刺激や圧力がかかりやすく、乾燥したまま放置するとひび割れの原因にもなります。

その一方で、足は他のパーツ以上に、清潔を保つ努力をしなければならない部位でもあります。

なぜなら、顔や手などは日々の生活の中で、垢《あか》などは自然に剝《は》がれ落ちていきますが、靴や靴下に覆われた足は、そうではないからです。

足の指の間などはなおさらでしょう。油断すると垢や汗はたまる一方で、これが臭いや水虫の大きな原因となります。

このようなことを防ぐためにも、足を清潔に保ったうえで保湿を怠らず、できれば室内でも靴下を着用することを心がけるようにしてください。指と指が密着せず、一定の通気性を保つことができる五本指ソックスもよいでしょう。

無理なく生活に取り入れられる足の健康を保つコツ

このほか、毎日の生活に意識して取り入れられる足の健康法というのがいくつかあります。

たとえば、足の指先の間にスポンジをはさんで広げるストレッチは、血流改善や柔軟性の向上に効果的。一日中ヒールを履いた後などにも、テレビを見ながら、あるいは電話で話しながら、誰でも無理なく実践できるでしょう。

最近は5つに枝分かれした足指用のストレッチ器具も売っていますが、適当なスポンジがなければ、手と足で握手をするように摑《つか》んでもみほぐすだけでも同様の効果が得られます。これにあわせて、足首をぐるぐるまわしたり、ふくらはぎをマッサージすれば、いっそうの血行促進につながります。

とくにふくらはぎはポンプの役割を果たすため、入念にほぐしてやれば全身にくまなく血液が行き渡ることを実感できるでしょう。

椅子に腰をおろしているときは、周囲に気をつけながら足を少しのばして、つま先を上げたり下げたりする運動を繰り返すのもいいでしょう。

10回、20回とあまり負担にならないよう気をつけながら数をこなせば、次第にふくらはぎの血行が改善し、筋肉が刺激されるのがわかるはずです。

また、たくさん歩いたり、長時間の立ち仕事などによって足に強い疲労感を感じるときは、就寝の際、足元に折りたたんだバスタオルなどをずれないようにシーツの下に敷き、いつもより少し高い位置に足を置いて眠るのがおすすめです。このとき、あまり高く足をあげすぎると、ヒザや腰を痛める原因になるので注意してください。

これらはあくまでトレーニングではなく、生活の中の小さな工夫です。一度に集中してやりすぎるよりも、心身に負担を感じない範囲で、できるだけ毎日、少しずつ続けることが大切です。

おわりに

医療には、それぞれの分野に特化した専門科が存在しています。足についても例外ではありません。実は欧米には医師、歯科医のほかに、足病医（ポダイアトリスト）という足に特化した医師が存在します。

しかし、日本では、整形外科や皮膚科、形成外科、血管外科などが足に対してそれぞれ関わるものの、欧米でいうところの足病医のように、足をトータルで診てくれるシステムにはなっていません。そのため、欧米に比べると、日本の足病医学はかなり遅れてしまっているのが現実です。

本書をここまで読んでくださった方であれば、足は単なる末端器官ではなく、心身の健康のすべてに直結する大切な部位であることがおわかりいただけたでしょう。

足に感じる痛みや違和感が重篤な疾病につながっている場合は、早期の発見と治療が何よりも大切です。もしその痛みが糖尿病に起因するものなら、治療の遅れで足を失うことにもなりかねません。

「痛くないから大丈夫」「痛みを感じるからとりあえず外科に行ってみよう」という発想では、思いがけない遠回りを強いられることもあるかもしれません。

もしかすると、みなさんが感じているその痛みは、手術をしなくても、ストレッチなどの指導で改善できるものかもしれません。あるいは、靴のサイズを変えるだけで、日常の悩みがすっきり解消されることもあるでしょう。

しかし、足のトラブルを解決することは、足から全身の異変を発見するケースにつながることが少なくないのです。

私は、多くの人に足の健康について興味を持ってもらうために、2019年「一般社団法人　足の番人」を設立し、理事長に就任しました。セミナーなどを通じて「足から健康を守る」ための活動を続けてまいります。また、ウェブでの情報発信として「教えて、足病先生！」（https://ashibyo.com/）の校長も務めております。

我々が目指す足病医は、まさに「足」に精通した専門家です。足の治療や手術に対応するだけでなく、靴（インソール）や運動療法まで横断的に診ることができる――そんな足病医の仲間を日本にたくさんつくっていきたいと思っています。

足について困ったときは、最寄りの足病医にすぐに相談できる。定期的に足の検診を受け、異常があれば早めに手当てできる。そんな社会がもうすぐ来ることでしょう。それまで、本書を参考に「100歳までスタスタ歩ける足」を維持していただきたいと思います。

最後に、本書を作成するにあたって、さまざまな助言や協力をしてくれた当院リハビリテーション科の岡本貢一さん、猪熊美保さん、武田直人さん、尾嶋真実さんに心より感謝申し上げます。

菊池守

足の専門医が教える
100歳までスタスタ歩ける足のつくり方

発行日　2019年 7 月26日　第 1 刷
発行日　2019年10月28日　第 9 刷

著者　菊池守

本書プロジェクトチーム
編集統括　柿内尚文
編集担当　小林英史、池田剛
デザイン　鈴木大輔、仲條世菜、江崎輝海（ソウルデザイン）
編集協力　池田秀子、友清哲
制作協力　岡本貢一、猪熊美保、武田直人、尾嶋真実（下北沢病院リハビリテーション科）
写真　森モーリー鷹博、Piotr Marcinski/EyeEm/ゲッティイメージズ、AID/アフロ、佐藤良平/アフロ
モデル　辛島菜摘（ディアマントプロモーション）
ヘアメイク　木村三喜
イラスト　石玉サコ
校正　澤近朋子

営業統括　丸山敏生
営業担当　石井耕平
プロモーション　山田美恵、林屋成一郎
営業　増尾友裕、池田孝一郎、熊切絵理、大原桂子、桐山敦子、綱脇愛、渋谷香、寺内未来子、櫻井恵子、吉村寿美子、矢橋寛子、遠藤真知子、森田真紀、大村かおり、高垣真美、高垣知子、柏原由美、菊山清佳

編集　館瑞恵、栗田亘、村上芳子、堀田孝之、大住兼正、菊地貴広、千田真由、生越こずえ、名児耶美咲
講演・マネジメント事業　斎藤和佳、高間裕子、志水公美
メディア開発　中山景、中村悟志、長野太介
マネジメント　坂下毅
発行人　高橋克佳

発行所　株式会社アスコム

〒105-0003
東京都港区西新橋2-23-1　3東洋海事ビル
編集部　TEL：03-5425-6627
営業部　TEL：03-5425-6626　FAX：03-5425-6770

印刷・製本　株式会社光邦

Printed in Japan ISBN 978-4-7762-1030-6